针通经络 灸调阴阳

百岁医生讲针灸的秘密

［韩］金南洙／著

金幸美／译

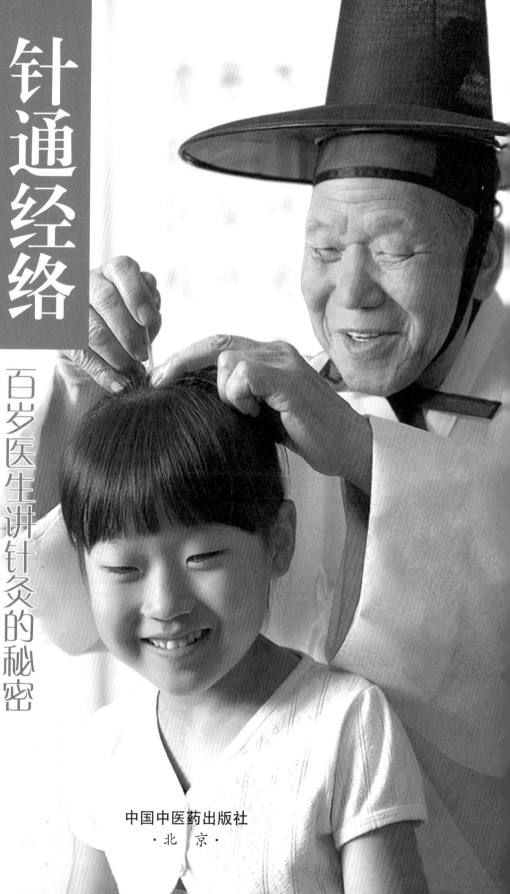

中国中医药出版社
·北 京·

图书在版编目（CIP）数据

针通经络　灸调阴阳 /（韩）金南洙著；金幸美译 . —北京：中国
中医药出版社，2016.12（2021.2重印）

ISBN 978 – 7 – 5132 – 3586 – 0

Ⅰ.①针…　Ⅱ.①金…②金…　Ⅲ.①针灸疗法　Ⅳ.① R245

中国版本图书馆 CIP 数据核字（2016）第 202654 号

中国中医药出版社出版

北京经济技术开发区科创十三街31号院二区8号楼

邮政编码　100176

传真　010 64405721

保定市西城胶印有限公司印刷

各地新华书店经销

开本 710×1000　1/16　印张 13　插页 1　字数 138 千字

2016 年 12 月第 1 版　2021 年 2 月第 3 次印刷

书号　ISBN 978 – 7 – 5132 – 3586 – 0

定价　80.00 元

网址　www.cptcm.com

如有印装质量问题请与本社出版部调换 （010 64405510）

版权专有　侵权必究

社长热线　010 64405720

购书热线　010 64065415　010 64065413

微信服务号　zgzyycbs

书店网址　csln.net/qksd/

官方微博　http：//e.weibo.com/cptcm

淘宝天猫网址　http：//zgzyycbs.tmall.com

金南洙，全世界独一无二，今年 102 岁，
但仍然很健康地走遍全国各地。
用针和一把艾绒走遍天涯海角，治愈了无数患者。
需要艾灸的地方，就会拜访传授技术，
及此感受灸是无界限的。

金翁语录

宇宙的转动需要电，人的运动也需要电，
因为人的体内有发电厂，所以体内的电流也会存在。
发电厂出来的电要通过电线来传输运用，
电线是以金属来制成的，否则不会通电。
人体也一样，再好的电没有电线则无法使用，
人体内有制造电线的成分，那就是灸。

与宇宙力量相媲美的灸术也已传承百年历史，
它是健康生活的生命力量，
无论是谁都可以拥有、使用、传授。
我背负着传授给无数人的重任，
以无极保养灸守护健康。

发展金氏无极

保养气，为人民健

康服务。

世界中联副主席兼秘书长

中国国家中医药管理局原副局长

李振吉

2013.12.9.

北京

一生精研灸道

济世活人

无极临诊精华

大益后学

北京中医药大学东直门医院教授　赵吉平

二〇一三年十二月

為鍼灸而獻出一身

贈金南洙院長

鄭守曹

一九九六年十二月十四日

銀鍉除沉疴

灸技譽五洲

為金南洙教授題

孫恩澤

丙子十月初五　中國哈爾濱

金鍼昔瀣起沉疴

南菊效法似華佗

洙澤病民康而後

功德曾給浚人歌

金南洙教授惠賞

中國力醫药学會秘书长

中國針灸学會剐会长

陳佑邦

祝賀

金南洙先生大著

鍼灸昌盛

把一生献與鍼灸出版事

學題紀念　丙子冬程莘農

金南涞老先生从事针灸工作一生

以德修身以道立业

济世活人堪称师表

陈绍武

一九九六年十一月

贺金南涞先生杰作出版

寿高

业精

北京科技管理学院

辛亥副院长

丙子年冬月 李为月

南洙先生是大韩针灸界著名的针灸学家，

也是当今世界上研究应用灸法造诣很深的专家。这部专著不仅体现了他的学术精湛，而且表达了他对针灸这门科学的了解和自信。这绝不是南洙先生简单的表白和一时的冲动，而是他几十年来丰富的临床实践结论。

南洙先生是我的老朋友，我深为他的治学精神、人生的气质所感动，也坚信他的誓言就是现实。当南洙先生这部巨著出版的时候，我谨以此表示祝贺。

胡熙明
一九九六年十一月十二日

■ 不懂针灸是一种不幸

从孩子们玩的游戏可以看出父母的职业，这话确实不假。我的孙子们常拿着铁针来玩针灸看病游戏。我小时候也一直模仿我的父亲，玩着这种看病游戏。看来家庭对孩子的影响，不管在哪个年代都是一样的。

我自己开了一家针灸医院，我的哥哥现在也有一家自己的诊所，而我们的孩子也都继承了我们的针灸医术。虽然现在还能找到针灸师和针灸医院，但是针灸师培养制度却早已不存在，我们的下一代花费几十年的时间来学习的针灸医术很可能将会变得毫无用武之地。但我还是会对他们说，不管以后能否成为针灸师，学习针灸还是非常有必要的。因为我坚信针灸是当今最好的医术之一。作为针灸师，我已经行医近80年，这就是对针灸疗效的最好证明。若我的针灸医术没有高明之处，我的针灸医院早就关门大吉了。

有很多患者听闻针灸的神奇疗效后特意来寻医就诊。那些已被现代医学"放弃"的患者们，也会抱着一丝希望来我的医院寻求针灸治疗。但是现今的韩国，具有一定医术和资格的针灸师已不到一百人了。

雪上加霜的是，大部分针灸师都年事已高，能够亲自接诊的已经所剩无几。人们可能会无所谓地说："现代医学这么发达，有什么可担心的呢？"但是，现代医学并不是万能的，对于许多疾病，它依然无能为力。而针灸这门流传了几千年的传统医术，不仅可以通经脉、调气血，还可以使人体阴阳归于相对平衡，使脏腑功能趋于调和，从而达到防治疾病的目的。

针灸实际上是针法和灸法的合称。针法是把毫针按一定穴位刺入患者体内，用捻、提等手法来刺激人体经穴和经络。灸法是把燃烧着的艾草按一定穴位熏灼皮肤，轻微的灼伤使人体产生异种蛋白质，调节人体功能，从而治疗疾病。总之，针灸可以激发人体的自愈能力，使身体恢复到健康的状态。

有人说，目不识丁也能做好针灸，这是事实。只要留意哪些病在哪个位置扎针，再遇到相同病情往往就可以自己治病了。而且，只要对症施治，往往可以收到很好的效果，这也充分说明了针灸的奇特疗效。针灸不仅仅是一门"学"，更是一种"术"。

当然，要想成为真正的针灸师，想用针灸医治更多的疾病，需要专门的医学知识和长时间的技术磨炼。

若不知道针灸是治病的有效捷径，要转很大的弯来治病的话，那可真是一种不幸。不管怎样，能够亲身体验针灸之奇特效果的患者们是幸运儿，能够读到这本书的读者也非常幸运。因为通过这本书，您能够了解针灸魔法般的医治效果和治病捷径。

对我上面的这番话您若还有一些疑惑，请您亲自体验一下针灸。若按照我在本书中讲解的办法进行针灸治疗，您可能无需吃药，无需上医院，就可以治疗疾病。在 1976 年，世界卫生组织就明确向会员国提议，针灸疗法完全可以在现代医疗过程中应用。

我希望能将我近 80 年的临床实践积累下来的针灸医术传播出去。只要有人诚心想学针灸，我将尽我的全力去帮助他。若出书也是一种有效的传播方式，我将继续坚持出书。

我将毕生精力献给了针灸事业。我人生的最后目标就是：让所有人都知道针灸是一种非常高超的医术，让所有人都能够享受针灸的神奇疗效。

金南洙

2016 年 10 月

■ 目录

第二章　针灸师是这么看病的　/ 051

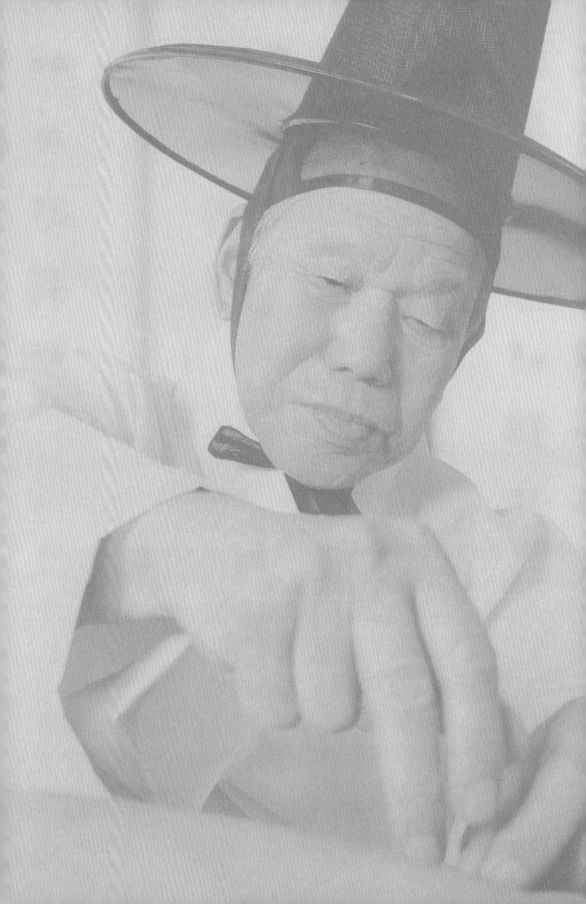

第一章
功能强大的针和灸

　　针灸治疗慢性病有神奇的疗效，慢性病人往往接受一次针灸治疗就能立刻感到明显的效果。但见效和痊愈始终是两个完全不同的概念。患病已久的病人还是要长期治疗才能祛除病根。

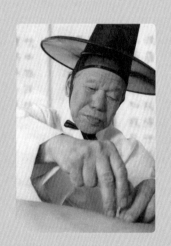

1. "一针痊愈之家"

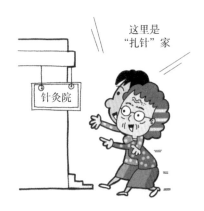

这里是
"扎针"家

针灸院

传言实在很可恶，在我这儿被治愈的患者称我的诊所为"一针痊愈之家"，结果一传十，十传百，最后我的诊所几乎被神化了。

前任总统金泳三也是听了传闻后让我去诊病。在总统选举开始之际，金总统需要和无数人敬礼、握手，结果引发了严重的肩痛，只要胳膊轻微活动就会剧痛难忍。为他治疗时，我把一根长针深深地扎进了他肩部的肩髃穴。金总统的肩痛立即消失，他高兴地和我握手，激动地说："果然是一针痊愈啊！"

因肩臂痛而来我这里的患者，大部分都会一针痊愈。有趣的是，他们从不会对我说什么不可思议或者很神奇之类的话，倒是回去后会对周围的人炫耀，说自己的肩臂痛扎完一针后马上就好了。

传言就像是一个大雪球，越滚越大，最终会误导患者，让他们认为任何病症都可以一针治愈。从京畿道赶来的李奶奶就是一位迷信传言的患者。

李奶奶患坐骨神经痛七年之久，受尽煎熬。听了传闻后慕名而来，直接就让我来个"一针痊愈"，这种要求实在是太不切合实际了。

她和女儿一起走进我的诊所。一进门，她就急忙问我："真的一针就可以痊愈吗？"我笑着答道："那也得看您哪里痛，怎样痛啊！"听完我的话，李奶奶点了点头，说道："这里以'一针痊愈'闻名，肯定不会让我失望的。"

我没有说话，只是静静地望着李奶奶。李奶奶已不仅仅是希望一针痊愈这么简单了，而是摆出了一副必须要一针痊愈的姿态。

"老奶奶，不管是针灸还是吃药，对患病已久的人来说都需要一个长期的治疗过程。而且您的坐骨神经痛是容易复发的病，所以您治疗了七年也没能痊愈，不是吗？"

我需要对李奶奶进行详细的说明，以此来解开她对我的误会，不，应该说是对针灸的误会。

"针灸有时真的很灵，很多病症只需扎一针就可以见效。像腓肠肌破裂、小腿肌肉出问题时，再出色的医生有时也无济于事，治疗这种病症可能要依赖长时间的物理治疗，但是用针灸疗法往往可以立即见效。遇到小腿肿胀如石头一样硬邦邦的时候，只要在昆仑、委中、承山穴上扎一针，肌肉和腿筋伸展就会好很多，走路困难的人也可缓解症状。昆仑穴位于外侧脚踝后侧与跟腱之间的凹陷处，委中穴位于腘横纹中点，承山穴位于小腿后正中。发硬的部位还有一个穴位——阿是穴，在此穴扎上一针也十分有效。"

"像这样的疾病是可以一针见效的，但是患病时间很长的疾病就不一样了。走了很久的人必须要花很长的时间才能回到原位，治病也是同样的道理。不能盲目地认为，在手、脚或耳朵上扎上一针就能治愈，但也不能因为扎了一两次后觉得没有效果就轻易放弃。治病方法和效果是因病情而异的。"

听了我的一番讲解，李奶奶的眼睛睁得越来越大。

"那我的坐骨神经痛呢？"

"需要长时间的治疗。"

李奶奶非常失望。

"哎呀，这可怎么办啊！我可没法从乡下天天来回跑啊！农活儿也压了很多，没法常住在首尔的女儿家里……"

我抓住了李奶奶的手。

"不要担心，有好办法的。等做完治疗后，我再详细地告诉您。"

我让李奶奶趴下后，用手随着脊椎两侧往下按，寻找她感到最疼痛的部位。那就是坐骨神经痛的病根所在。

一般坐骨神经痛的症状可分为三种情况：第一，从脚面小脚趾到小腿外侧部出现痛症，提示从第5腰椎到骶骨之间出现了异常；第二，从脚面跗趾到小腿前外侧出现痛症，提示第4腰椎和第5腰椎之间出现了异常；第三，小腿前内侧感到又麻又痛，提示第 3 腰椎和第 4 腰椎之间出现了异常。

坐骨神经痛不会毫无缘故地出现，它是由其他病症或外伤伤口引起的。脊髓炎、糖尿病、贫血、卵巢囊肿、子宫及周围炎症、膀胱疾病、疫病、闪挫、感冒、积劳、痔疮、经常性便秘、酒精中毒等，都会引起坐骨神经痛。

特别是脊椎骨之间的椎间软骨——椎间盘扭伤或凸起，会压迫或粘连神经根，从而引起坐骨神经痛。

按照我的经验来看，坐骨神经痛大部分是从腰痛而起，腰痛不断发作，最终引发坐骨神经痛。

"啊！好痛！"

当我按到第 3 腰椎和第 4 腰椎之间的右侧时，李奶奶感到了疼痛，那么，这个位置便是治疗重点。我先在中心治疗点上扎下了一针，之后在第 2 腰椎和第 3 腰椎之间，以及第 4 腰椎和第 5 腰椎之间扎针，最后对这三处都进行了灸疗。

治疗坐骨神经痛时，若依赖传统医学的"虚实补泻"（身上不足的气要补充，多余的要减少）原则，只进行经络治疗，是无法治愈的。向腿延伸的坐骨神经的根在腰椎以上，须治疗腰椎以上部位，方可达到治疗目的。因为道理非常简单，所以告诉别人也没有人相信，最后成了我的秘方。

"啊，好烫……"

李奶奶感到灸棒很烫，顿时颤了一下。

"有点烫吧，忍耐一下，第一次做灸疗是这样的。"

我一边安慰李奶奶，一边寻找下一个穴位。腰椎骨的异常往往因肾虚而致，所以我找到了肾的精气聚集之地——肾俞穴。肾和膀胱是表里关系，我在膀胱经中找到了臀部附近的胞肓穴、大腿后侧的殷门穴和小腿上的承筋穴，并分别扎下了针。针刺这些穴位，可以加强腰腿之气，并可缓解疼痛。

"辛苦了。"

接着，我让李奶奶转过身来，在腿上的足三里穴、胳膊上的曲池穴和肚子上的中脘穴扎针，之后进行了灸疗，以便让李奶奶的全身之气均衡起来。

"好，治疗结束了，您可以起来了。"

一直闭着眼睛的李奶奶起来后长长地舒了一口气，她慢慢下了诊疗台，试着走了几步，眨了眨眼睛，扭了一下腰，又在地板上跺了几次脚。在旁边看着的女儿想来扶一下，却被李奶奶推开了。

"咦……真奇怪，不疼了。这真的是治好了？"

李奶奶不知是在对女儿说，还是自言自语。女儿一直非常不解地望着她。李奶奶一直摸着自己的腰和腿，又说道："看来传言真的不假啊！一次针灸就一点都不疼了。"

女儿担忧的脸上终于露出了笑容。满脸皱纹的李奶奶也笑了起来。

这确实是一件值得高兴的事情。被坐骨神经痛折磨七年之久，突然间所有的疼痛都消失了，就好像完全治愈了一样。但事实上，她并不知道治疗才刚刚开始。

我让李奶奶坐到诊疗椅上，告诉她实际上痛症并没有完全治好，只是原先的痛症太严重，现在减轻了，所以感觉好像消失了一样。完全治好还需要六个月左右的时间。听完我的话后，李奶奶非常不解，脸上马上显出了担忧的神情。

我说："是不是担心来回跑啊？没关系的，我有好办法。可以在家里做灸疗。今天我给您做灸疗的部位还记得吧？每天灸那个部位就可以了。灸疗非常容易，让家人给您做就行。"

我教了李奶奶制作灸棒的要领。用左手的两个手指轻轻揉艾炷后，用右手的拇指和食指，从艾炷上取下像米粒大小的一块，将它揉成圆锥形后，做了一个灸棒。我反复示范了几次后，李奶奶就学会了。她感激地对我说："不来诊室也能做灸疗的话，我一定会用心做的。"

我送李奶奶时对她强调："不要忘记，要天天做啊！用心做就一定能够治愈的。"

过了 5 个月，李奶奶打来电话，声音听起来十分激动。

"一针痊愈老师，非常非常感激您！我按您说的，每天做灸疗，现在已经感觉不到腰痛和腿痛了，其他的小毛病也没有了，身体也变轻快了。"

李奶奶说十分抱歉，没能及时给我打电话道谢，最后还补充了一句："灸疗真是太棒了，一天不做的话连觉都睡不好了。"

放下电话后，我欣慰地笑了，因为听了我的劝告后开始做灸疗的人都这么说："一天不做灸疗就睡不着觉了。"

急性腰痛（腰扭伤）

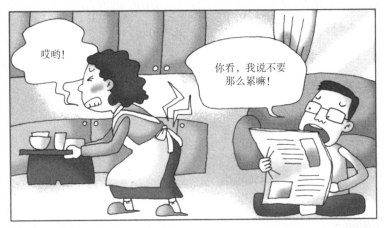

哎哟！

你看，我说不要那么累嘛！

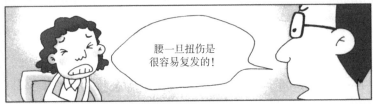

腰一旦扭伤是很容易复发的！

腰痛（Lumbago）

腰痛是指所有腰部疼痛症状的总称，是由腰椎或椎间盘等的结构或力学的异常，包括腰部肌肉、筋膜、肌腱、神经传导障碍（外科、骨科因素）、内脏疾患（内科因素）、骨盆器官疾患（妇科、泌尿科因素）等引起。人体结构的形成是为了便于起立、行走和奔跑，因此在腰部容易出现力学缺陷而引发障碍。

等等，这是腰扭伤时寻找治疗点的简便方法。

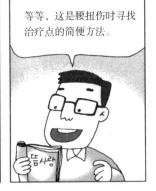

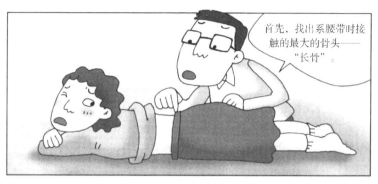

首先，找出系腰带时接触的最大的骨头——"长骨"。

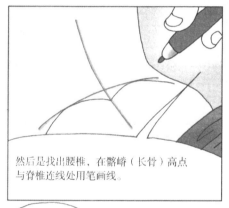

然后是找出腰椎，在髂嵴（长骨）高点与脊椎连线处用笔画线。

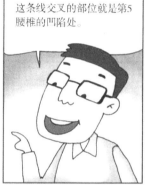

这条线交叉的部位就是第5腰椎的凹陷处。

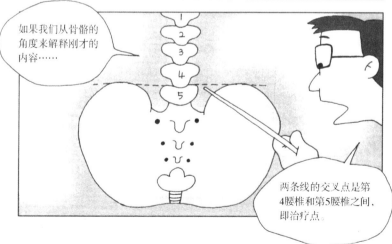

如果我们从骨骼的角度来解释刚才的内容……

两条线的交叉点是第4腰椎和第5腰椎之间，即治疗点。

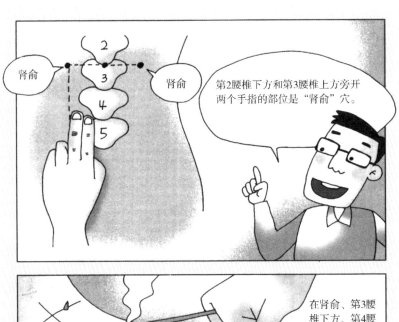

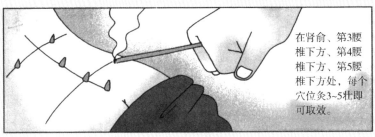

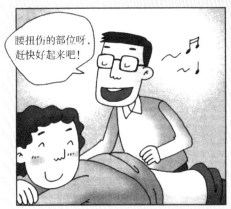

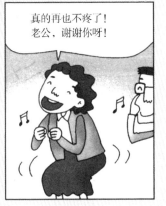

2. 椎间盘突出，用灸就可以治疗

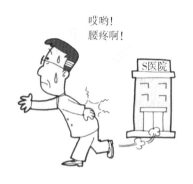

哎哟！
腰疼啊！

S医院

1985 年 12 月 31 日，我 正 要下班的时候，有一位五十多岁的男人穿着病号服走进了我的诊所。病号服上印着"江南 S 医院"的字样。他介绍说自己是 J，是从医院逃出来的。

"那个医院的院长是我的朋友，我按他的建议做了三次椎间盘手术，但还是没有治愈，而且现在已经无法再做手术了……我真的很绝望，过来问一下，您是否有办法？"

"嗯，您来对了。"

我让他坐在了诊疗椅上。他坐了下来，仍然愁眉不展。

"针灸真的能治好椎间盘突出吗？"

对于突如其来的发问，我有些无奈。对针灸，大家还是半信半疑。针灸可以治好椎间盘突出，是世界针灸学术大会上已经承认的事情，但大家为什么还是认为这只是一个传闻呢？我觉得我有必要跟他好好解释这件事情。

"对，能治好。我不是神仙，无法断言何时能治好，但是坚持治疗一定会见效的。"

来找我的椎间盘疾病患者十有八九都是这样的。他们因腰痛备受煎熬，一次又一次地动手术，却总是无法治愈，最后被逼无奈了才来找我。手术是件令人恐惧和痛苦的事情，要是能够真正了解针灸的话，就不用受那种苦了。

众所周知，针灸对错位有奇效。但是，没有几个人知道针灸对椎间盘疾病也有显著的疗效。那是因为大多数人对针灸不了解，对椎间盘疾病也没有深刻的认识。

椎间盘突出是什么病？我们无需畏惧这个复杂的病名。通俗点讲，椎间盘突出就是错位。腰椎间盘突出就是腰部错位，颈椎间盘突出就是颈部错位。人体的骨头和骨头之间可能会突然错位，也可能受外力影响慢慢扭错而错位。不管怎么说，椎间盘突出指的就是人体的大骨——腰椎和颈椎的错位。椎间盘突出之所以和一般捻挫看起来不同，因为其痛症是由于骨头和骨头之间一边粘连着，一边张开着，中间的椎间盘凸起或压迫而产生。腰部或颈部发生捻挫时，及时进行针灸治疗，就不会引发日后的大病了。

听了我坚定的回答后，J豪爽地问我："这个诊所没有住院病房吧？"

我摇摇头，他瞪大了眼睛望着我说："马上来一下。"说完便拉着我的手向门外走去。我问去哪里，他只是笑着说一会儿就好，拉着我到了出口后，指着对面楼的旅馆对我说："从现在开始，那里就是住院病房。您不会因为我把旅馆当住院病房就不管我了吧？"

就这样，他在那个旅馆里开始了针灸治疗。

腰椎间盘突出大体上从腰痛开始，多因肾虚而引起。为什么会引起腰部错位呢？一般来说，如果不是因为外部受到巨大冲击，多因腰骨不坚实而造成。肾主骨，所以肾虚会导致骨头不坚实。

持久性错位或复发会导致椎间盘突出，腰椎或颈椎的一边张开，一边会粘连着。虽然粘连着的一边是正常的，但是张开的一边会麻痹、无力。这好比面神经麻痹者一边的嘴和眼睛会喝斜一样，麻痹无力的一边会垮下来，正常的一边也会被拖垮，最后整体失去了平衡。这种情况下，治疗的重点就是挽救无力的一边。

要想让骨头回到原位，就必须让骨头变得坚实。骨与肾，以及在肾里储藏的精，有着密切的关联。在肾中储藏的精可以生产出骨髓，而骨髓可以起到保养骨组织的作用。充足的肾精可以保证充足的骨髓，从而使骨头获得所需的营养。

肾俞穴可助肾补精，暖肚脐下的下焦，可使腰和脊骨变得更加坚实。在肾气滞留的肾俞穴上扎上一针，就好比给枯萎的植物上浇水一样奏效。

腰椎错位不仅仅是腰的缘故，还可因身体整体发虚而造成。无极保养灸恰恰可以解决这一难题。通过扎胳膊两侧的曲池穴、腿两侧的足三里穴和肚子中间的中脘穴，使身体整体气血均衡。再通过扎肚脐下的气海穴和关元穴，以补充元气，促进肾精生成。这样，治病和养身就可以同时进行了。此外，我还用针扎他头顶的百会穴，使气血流动得更加畅通；扎他背上的肺俞穴和膏肓穴，可促进精气的吸收和循行。

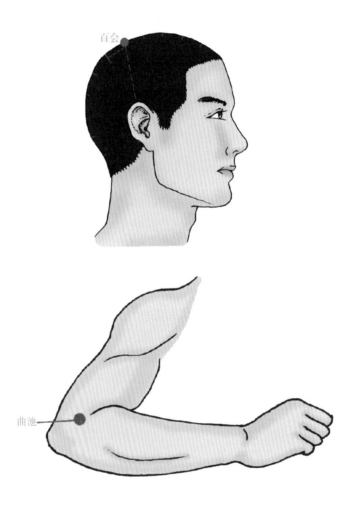

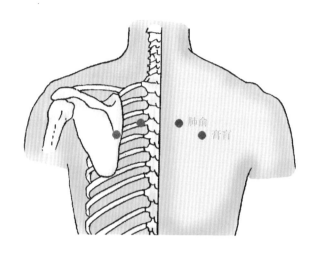

肺俞
膏肓

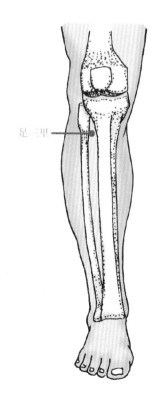

足三里

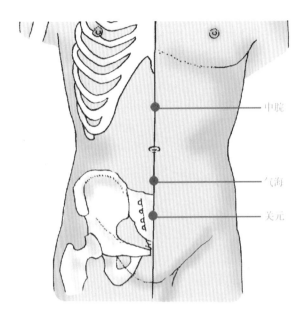

中脘

气海

关元

　　整体治疗结束后，我开始对患者的疼痛部位进行治疗。椎间盘的问题大部分出现在第 4 腰椎和第 5 腰椎之间坐骨神经分叉的地方。大部分情况下，按压那个部位会感到疼痛无比。按压疼痛部位的两侧也会感到疼痛。在最疼的部位（阳关穴）和上下腰椎之间（第 3 腰椎和第 4 腰椎之间，以及第 5 腰椎和第 1 骶骨之间）扎针，并在脚踝后侧的昆仑穴和腘窝中间的委中穴扎针，可以疏通经络，促进血液循环，从而减轻甚至消除疼痛。

　　摸腰下两侧凹进去的部位，在疼的一边会发现有手指那么粗的、可以来回移动的筋。这条筋最粗的部位大概处于胞肓穴处，若最疼的部位偏离这个穴位的话可视为阿是穴，并在此处扎针。细细摸索臀部尾骨，会发现患者有一处非常疼痛难忍的部位，把这个部位视为阿是穴，并在此处扎针。因为臀部肌肉比较厚，所以需要用长针深扎,直到腿下有麻酥酥的感觉。

之后针刺阳陵泉穴。阳陵泉是筋的正气汇聚的穴位,可促进骨与骨之间的筋和肌肉的气血生成。在肚子的腹直肌上、肚脐旁的天枢穴和下面的大巨穴上扎针,可以为腰部肌肉补充力量。椎间盘疾病患者的腰部常会出现肌肉紧张、僵直等症状,在此部位扎针有助于松弛肌肉。小腿肚感觉疼痛时,需在大腿后侧的殷门穴和小腿上的承筋穴上扎针。

治疗 5 天后,J 搬出了"旅馆病房",也在之前的医院办好了出院手续。腰痛症状消失后,他感到十分欣喜,就好像大病痊愈一般。但是,这种病并不是那么容易治愈的。

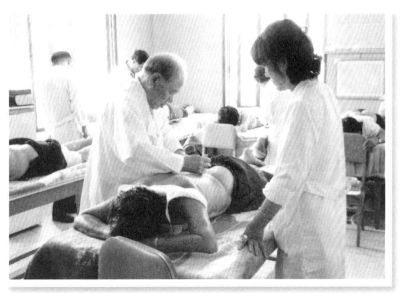

"爱针灸"社团的农村针灸服务活动("爱针灸"为全国的贫穷老人、外国人、劳动者等提供无偿的针灸服务)

对于患病时间长的病症，艾灸是比针刺更为理想的治疗方式。因此，J接受了一年以上的艾灸治疗。开始的两个月，他在针灸诊所接受艾灸治疗，之后在家里让家人帮他做灸疗。期间，他还需要每个月到诊所接受一两次的腰部针灸治疗。

一年后，J终于可以像正常人一样行动自如了。后来，J只要看见周围的朋友患上了椎间盘突出，就会推荐针灸疗法。有很多人在他的极力推荐下来到了我的诊所，并找回了健康。

K律师就是其中的一个。K律师曾对我说："我接受了好几次手术，直到在拥有尖端医疗技术的美国做了人工骨头也无济于事时，我已经彻底绝望了，我想着自己只有死路一条了。"他甚至给我看了在美国接受手术后加入人工骨头的X光照片。最后，K律师还是在针灸的帮助下治好了椎间盘突出。

就像他们所经历的一样，椎间盘突出是可以通过针灸治好的。但是，很多疾病往往会留下后遗症，就像断了的铁棒，再怎么把它焊好也难免会留下痕迹。所以，疾病最重要的还是在于预防。

椎间盘疾病是可以预防的。首要且最容易的预防方法，就是在日常生活中保持良好的姿势，这样就不容易导致腰椎或颈椎扭伤。其次是要预防肾虚，因为骨与肾里储藏的精有着非常密切的关系。

最后，为了全身气血的均衡与健康，坚持进行无极保养灸。在曲池、足三里、中脘、气海、关元、百会、肺俞、膏肓八个穴位进行灸疗，可以增强抵抗力。

3. 颈椎间盘突出和手的关系

"手麻吗？"

"是的，手麻，有时肩也麻。"

N先生戴着一副厚实的眼镜望着我。这位已经退休的教师只回答了一句后就伸出了手腕，可能是想让我诊脉。看得出来他很不情愿回答我的问题。

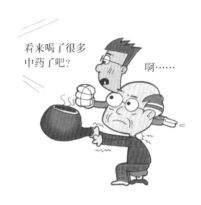

把自己的病症详细地对我说一下也不是什么难事，但是很奇怪，去医院的病人都会把自己的病症一五一十地告诉医生，连医生没问的都讲出来，但一到针灸诊所，就都不会说话了，只让医生诊脉，之后就像来算命的人一样等着医生猜出自己的病症。

与现代医学不同，针灸医师非常重视四诊——观察患者脸色和容貌的望诊，诊脉的切诊，听说话声、呼吸声或闻分泌物气味的闻诊，问症状或发病过程的问诊。四诊都非常重要，缺一不可。

事实上，从容貌上是无法判断他有没有服用中药的。只是他伸手让我诊脉的动作十分熟练，八成是去过中医院，吃了中药，但没有效果，才想到来这里做针灸治疗的。

至此，我已经能推测出他得了什么病。他的手麻可能是中风的前兆或是肩痛，吃完中药后还是没能治好的话，那就很有可能是颈椎间盘突出。

为了确认自己的判断，我提了一个问题："胳膊转动没有问题吧？"

N 先生转了转胳膊后点了点头。若患了肩臂痛，就会无法自如地转动胳膊，由此可见，他的手麻不是因为肩臂痛而致。我一一按了他的天宗穴和膏肓穴，并告诉他若感到手麻就告诉我。但按完后他都没什么反应。

接着，我按了他的天髎穴。这次他感到了手麻，这表示他的颈椎出现了异常。

"右手没有问题，但是左手麻，是吗？"

"是的。"

我站在他的左侧，双手扶住他的额头和脖子，把头向左侧倾斜了一下，他立即感到手麻。随后再往右侧倾斜头部，这时他没有感觉。说明这的确是颈椎间盘突出所致。现在只需按住颈椎就可以找出患病部位。我用右手拇指把他的颈椎由下至上逐一按了一遍。

"啊啊啊！"

他感到脖子后侧疼痛无比。因为麻的部位在左侧，所以我在他的颈椎左侧找到了最疼的地方。

"就是这里，这就是病根所在。"

不管是颈椎间盘突出还是腰椎间盘突出，患病部位（按了后最疼的地方）就是针灸治疗的重点。椎间盘突出主要是三个骨节同时发病，所以需要治疗中心点和中心点周围的部位。这就是针灸特效处方的核心。只治疗中心点见效快，但是复发也很快。如果三个骨节同时治疗，效果会很好，而且复发的几率也很小。

在发麻的手中找出手背上的中渚穴、手腕外侧的阳池穴和外关穴，并进行针灸治疗。如果同时对肩部的天髎穴、肩胛部的天宗穴和背部的膏肓穴也一起治疗，效果更佳。这就如同给干枯的大树根部浇水，同时给干枯的枝叶补充水分是一样的道理。对疾病的病根和症状同时进行治疗，效果会提升很多。

N先生接受完针灸治疗后不再感到手麻，他激动地抓住我的手，不停地向我道谢："谢谢您啊！我因为手麻吃的药数都数不清，没想到一次针灸就如此舒服……"

4. 战胜糖尿病的灸

"这肚子，要是能缩回去的话……我就别无他求了。"一位因中风而半身不遂的老妇人吞吞吐吐地对我说。

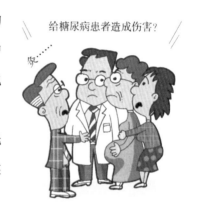

这位老妇人是前国务总理S先生的妻子。S先生在旁边给我讲述了妻子治病的经过。

"在首尔最著名的医院已经住院五十多天了，做了所有可以做的治疗，但是鼓得像山包一样的肚子就是缩不回去。我们家族里也不缺少医生，但是对此病都束手无策……针灸是我们最后的希望了。很多人都说针灸是治疗中风最好的方法，所以今天特意来找您。"

我望了一下站在病床周围的家属，说："既然决定了就请大家相信针灸。两三天内我就会让夫人的肚子缩回去的。"

听完我的话后家属们面面相觑，两个月的治疗都无法治愈肚子的浮气，怎么可能用针灸两三天就治好了呢！他们都觉得有点不可思议，但仍希望奇迹发生。

S夫人的肚子鼓胀，说明排尿出现了障碍，所以我找了能够利尿的穴位（肚脐下的中极穴和水道穴）进行艾灸。中极是膀胱气聚的穴，可以助膀胱之气运行。水道如字面意，可增强肾和膀胱的功能，使小便通畅。

三天后，S夫人的肚子奇迹般地缩了回去。家属们既高兴又感到神奇。但是，高兴没能维持多久，新的问题又出现了。S夫人患糖尿病已经有很长时间了，小便通畅后，糖尿病隐患又逐渐显现出来。

很多糖尿病患者最终往往会发生中风，换句话说，治疗糖尿病也是在治疗和预防中风。

S夫人说自己右手和右脚的末端有发麻的症状。有时觉得疼和发凉，但是发麻的感觉会一直存在。这种症状说明糖尿病很严重。如果糖尿病严重，手和脚的末端会同时出现发麻、凉和痛的现象。

现代的尖端医学很难解决糖尿病所致的手脚末端发麻的症状，但是灸疗可以。在位于脚掌、脉气像泉水一样喷涌的涌泉穴上进行灸疗，可以疏通经络，从而祛除麻、痛、凉的症状。

我正要在S夫人的涌泉穴上进行灸疗的时候，主治医师进入了病房并向我抗议："若留下伤痕的话怎么办啊？糖尿病患者身上的伤疤无法愈合的！这是常识！糖尿病患者无法进行外科手术，甚至连牙都无法拔，你难道不知道吗？"

医生指了一下夫人身上，进行灸疗的部位留下了米粒大小的痕迹。我本想向医生解释灸疗的痕迹不会有任何隐患，但是他立即大声呵斥，让我停止灸疗。医院许可的是针刺治疗，而不是灸疗。

他根本不想听我的解释，我只好选择了沉默。现在只能让家属们选择了，是按照医生的话停止灸疗，还是为了进行灸疗而出院。

S夫人再次向我确认："施灸真的能治好我的病吗？"

"当然，灸疗的痕迹不会有任何后患。我这一生给数十万人进行过灸疗，没有一个人出现过问题，这就是最好的证明。"我很自信地回答。

我不是只用针的医师，而是针和灸并用的针灸师。所以，没有把握的事情，对病人有害无益的事情，我是坚决不会去做的。

"大家也看到了，让鼓得像山包一样的肚子在三日内缩回去，这就是灸的力量啊！灸会留下小小的痕迹，但是可以换回身体自然治愈的能力。这与打预防针是一样的道理。预防针给身体留下一点病菌，却能使身体拥有更好的免疫力。事实上，在提高身体对疾病的抵抗能力方面，预防针是无法与灸相比较的。预防针只针对一种病菌，但灸可以针对多种病菌。"

"灸是提高身体战斗能力的医术。平时进行灸疗的话可以预防生病，即使生病了也可以帮助战胜病魔。"

听完我的话后，S夫人点了点头。站在病床旁边的医生本想反驳几句，却一时无语。我对病房里的所有人说道："这里是医院，不让做灸疗的话我是不会做的。但我也是个医生，医生的目的是减少患者的痛苦。在脚掌施灸，可解决手尖和脚尖发麻、发凉的问题，其他医术还无法解决这一问题。怎么办？是做灸疗呢？还是让我直接离开呢？"

在病房里的家属们，你望着我，我望着你，最后大家的视线全部转移到了医生的身上。一位家属问医生："怎么办好呢？"另一位家属也开口说出了自己的想法："之前做灸疗确实见效了啊！不如试一试吧！"

家属们纷纷赞同。医生也无话可说，站在一边就算默认了。我在 S 夫人的涌泉穴上施灸后，就走出了病房。要不要继续接受灸疗是家属们的事情了。

国民的医疗意识还存在一定的误区，对现代医学疯狂信任，而对传统的中医和针灸总是半信半疑。就像 S 夫人的家属一样，明明亲眼看到了灸的疗效，还要为是否放弃灸疗而苦恼。

那么，治疗糖尿病较理想的医术到底是什么呢？

我认为，是针灸。

现代医学治疗糖尿病只能让人少吃东西多做运动，如果因病导致胰岛素缺乏，就会注射胰岛素。这样的治疗，治标不治本，病人又很受罪，并且费用不菲。而针灸治疗价格便宜，且疗效显著。

现代医学认为，调节人体血液中糖分比重的是位于脾脏的胰岛。胰岛出现问题就会引发胰岛素分泌异常，进而导致血液中的糖分无法得到正常调节，从而引发糖尿病。

在针灸医学中，糖尿病又称为消渴病，并把养肾视为治疗糖尿病的重点。因为肾的阳气可让脾得到温煦，使脾保持正常的功能；而肾的阴液充沛，可滋润肺，让肺保持柔和的活动状态。脾的功能是把津液送到肺，肺的功能是把津液散播到全身。可见，脾和肺的功能都是由肾脏引领的。

肾俞穴是糖尿病治疗中的第一穴。位于腰眼上的肾俞穴，是肾脏之气流入的位置。肝的异常可导致肾的异常，所以在肝气流入的肝俞穴上进行针灸治疗，可以调节肝脏的功能。接下来，在肺气流入的肺俞穴和脾气流入的脾俞穴上进行针灸治疗。最后，在心气汇聚的巨阙穴上扎针，可帮助心脏管理五脏，并治疗与预防并发症。

还可通过灸左期门穴和下侧的左梁门穴来调理脾脏。对足三里穴、曲池穴和中脘穴进行灸疗，可使身体的整体气血均衡；再通过灸肚脐下的气海穴、元气汇聚的关元穴，帮助身体恢复元气；之后在中脘穴上进行针刺治疗。

糖尿病是"三多"病：吃得多，喝得多，排得多。糖尿病患者常会感到特别口渴，这种症状可以通过针灸治疗祛除，如在脚踝后侧的太溪穴或下侧的水泉穴上进行灸疗。

人们害怕糖尿病，不是因为病症本身，而是它引发的并发症。产生热量的三大营养素是脂肪、蛋白质、碳水化合物，如果人体中的糖无法分解成碳水化合物，人体的抵抗力就会低下，无法抵抗病毒的侵袭，这才是糖尿病的可怕之处。

灸是增强人体抵抗力的最好手段之一。皮肤受到轻微烫伤后生成的物质，专业术语叫作异种蛋白质，这是一种非正常的蛋白质。如果过量吸收容易造成过敏或生病，但是少量的异种蛋白质在人体内可以起到抗体作用。像天花和水痘这样的疾病，一生只会得一次，就是因为人体内生成了异种蛋白质（抗体）。

把灸棒放在皮肤上加热到60℃左右，会对皮肤造成轻微灼伤，受灼伤的细胞分解后，在体内生成特殊的异种蛋白质。异种蛋白质被血液吸收后循环于体内，可以帮助弱细胞、回生细胞，提高人体抵抗力。

几天后，我接到了S夫人的电话，她决定在医院接受治疗，她无法让自己完全相信针灸。她反复感谢我，我也只能对她表示惋惜。

在我接电话的时候，P集团的Y董事长进入了我的诊室。正是Y董事长向S夫人推荐了针灸疗法，听说S夫人放弃了针灸治疗后，Y董事长也惋惜不已。

Y董事长也长期受糖尿病的煎熬。为了治好糖尿病，他几乎跑遍了世界著名的医院。甚至有一次在一家医院，他因打针而休克，差一点送命。经历了那次事件后，他再也不往医院跑了，而是来找我治疗。结果，Y董事长的糖尿病经过6个月的灸疗后就治好了。

Y董事长长长地叹了一口气，自言自语道："不懂就是受罪啊！明明能用灸治好的……真是，唉……"

5.针灸，让中风患者站起来

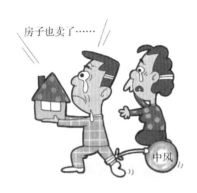

房子也卖了……

中风

很多年前，有一位朋友和我说，如果他得了中风还不如直接去死。他说手抬不起来，腿得拖着地走，大小便也没法自己解决的话，活着还有什么意思。结果，曾经说出这番"豪言"的朋友十年后真的得了中风，拖着腿来求我帮他治疗。

"花多少钱都可以，请您治好我的病啊！"

中风是一种非常棘手的疾病，不会让人那么容易死去，也不会那么容易被治愈。

我给他检查了身体后说："如果因中风而导致半身不遂，就再也无法治愈了，不知道吗？"

"但这只是第一次啊！总该比中风两三次的人好点吧？"

"第一次？你现在的手脚都不听使唤，肯定已经中风两次了。"

第一次中风是十分轻微的，会在不知不觉之中经历过去，即使感到有点不舒服，也不会太在意，因为异样症状会在一个星期左右恢复。

但到了第二次中风时就没这么简单了，患者有时会突然晕倒、昏迷。即使醒来，手脚也会无法行动自如，严重时甚至会半身不遂。最为严重的是第三次中风。前两次中风后人还能走动，还能说话，第三次中风后即使能活下来也只剩半条命了，只能躺着，无法动弹，连大小便也无法自理。

我告诉朋友他这是第二次中风，他坚决不相信，一直坚持说是第一次。人们都很爱惜自己的身体，却往往会忽视身体传来的一些细微的信号。

"仔细想一下，之前有没有过头痛、发晕或恶心的症状？"

他感到非常惊讶，点点头，默认了。

正如字面意，"中风"指被具有邪气的风击中，从而引发了病症。风是看不见的，但再小的风也会有迹象，中风也是一样。

中风者首先会感觉头痛，严重后会感觉头晕，还会感到恶心、呕吐。到了呕吐阶段，说明脑血管已破裂或堵塞，已经无法行动自如了。

我对朋友的病感到非常惋惜。如果在呕吐之前来针治，就不会发生这样的结果。若平时能坚持进行灸疗，也不会出现最初的头痛现象。可见，预防比治疗更重要。若想做好预防，就必须对自己的身体和疾病有一定的了解。

他苦苦哀求我将其治愈，但这不是哀求就可以治好的疾病。

我虽然对他有怜悯之心，但是我不想给他一个虚妄的希望，我决定把实情告诉他："若治疗很长时间，此病有可能治愈。之前有一个人治疗了8年，最后恢复得和正常人没什么两样。但他是个特例，我无法保证你也能恢复得像那个人一样。"

"现在最重要的是防止复发。若再次复发、晕倒，预后就不好了。若躺着无法自理大小便的话，就算华佗再世也救不了你了。"

他听了我的话，叹了一口气，满脸的绝望和失落。我心里也十分难过。对医生来说，没有比无法治愈患者的疾病更加难受的事情了。

中风是在脑部出现异常的疾病。脑和五脏六腑不同，出现异常无法更换，更无法使用人工装置。

中风大致分为两种：第一种是因脑血管破裂而导致脑内出血；第二种是因脑动脉部分堵塞而导致周围脑细胞坏死。两种情况都会导致半身不遂，但是它们的起因却完全不同。

第一种情况比第二种情况更加突然，病情进展也更快。脑出血因出血部位不同而表现出不同的症状，但大多都会出现意识障碍、胸闷、呕吐和抽筋等症状。

大脑出血可分为外侧型和内侧型。大脑皮层中有一个运动神经纤维聚集并下行的部位叫作内囊，出血发生在内囊外侧属外侧型出血，出血发生在内囊内侧属内侧型出血。

外侧型出血会导致对侧的胳膊和腿麻痹、头痛、胸口不舒服，并且会呕吐，接着会意识模糊。出血量少的话，意识模糊或麻痹等症状会更加容易恢复。但是，如果出血量多，就会导致昏迷。如果破裂出血的部位是脑室，会直接导致死亡。即使能捡回一条命，也会半身失去知觉，眼睛无法灵活转动，甚至会局部失明。

若麻痹的是右半身，双眼就无法看到自己的左半部。若左半身出现麻痹，会出现失语症。

内侧型脑出血和外侧型脑出血的症状差不多，初期会出现呕吐，意识障碍严重，偶尔还会有发高烧的症状。视线只能固定在中下部，无法看上面，用光照也不会有瞳孔收缩反应。而且脑室破裂出血的几率很高，所以内侧型脑出血比外侧型更加危险。

小脑出血不会轻易使患者失去意识，但会出现血压上升、头痛、头晕和呕吐症状。躺着的时候活动手脚不会有太大的问题，但是当站起来走动时身体就不听使唤了。几个小时之内就会出现四肢麻痹，意识发生障碍，眼睛只能注视一个方向，眼角变僵硬，两眼瞳孔大小不同等症状，最后导致死亡。

出现脑出血时，最危险的部位就是脑桥。脑桥位于连接大脑和脊髓的脑干中，是连接上下部分的神经纤维非常密集的部位，也是连接脑神经细胞和小脑的通道，更是主管意识的部位之一。若脑桥出血，患者会立即昏迷，四肢麻痹，发高烧的几率也很大。瞳孔会严重收缩，昏迷后血压会立即上升，呼吸出现异常。脑桥出血的死亡率特别高，患者往往在2~3天内死亡。

脑出血还包括蛛网膜下腔出血。蛛网膜是包着脑的三层膜中的中间一层膜。一般情况下，动脉血管壁上的先天性粗糙部分老化后会变成鼓鼓的袋子形状的血肿，严重时会导致蛛网膜下腔出血。蛛网膜下腔出血非常突然，患者会出现极度头痛。血管破裂前几天会有一些预兆，如头痛、脸色发红，有时还会抽筋。

　　蛛网膜下腔出血是在脑表面的出血，所以很少有神经麻痹等症状。但是，如果血肿压迫脑，或者脑血管蜷缩而致脑血液循环不良，可能会引起半身麻痹或失语症。蛛网膜下腔出血虽然很少会引发意识障碍，但是一旦昏迷，就有可能再也醒不过来，甚至死亡。

　　脑梗死和脑出血不同。脑梗死是由于脑血管内发生血栓、栓塞或其他原因，导致脑供血不足而引起的。血栓是动脉本身出现病症而导致的动脉堵塞；栓塞则是动脉本身没有异常，因心脏问题出现的血块或因动脉硬化而引发的血栓，或空气和脂肪等误流入到脑动脉后堵住血管所致。

　　脑血栓常于睡眠中或晨起发病，患肢活动无力，甚至无法活动，说话含混不清或失语。多数患者意识不清或轻度障碍，有时还会出现抽筋症状。脑梗死不像脑出血那么危险，但是大的脑动脉若堵塞也可能会导致昏迷。

　　脑栓塞发病非常突然，症状常在几秒或几分钟内达高峰。部分患者有短暂的意识模糊、头痛、抽筋等症状。

　　一旦引起中风，就会非常麻烦。中风是无法治愈的，医院对患者所做的治疗往往只是防止病情恶化。

但是，针灸对中风却有着神奇的治疗效果。虽然说无法完全治愈，但至少能够让原本连大小便都无法自理的患者站起来，自己上厕所。

身体正气不足、发虚时易患中风，所以治疗中风需要补气。在调血补气、治疗慢性病方面，灸疗是非常好的治疗手段。

百会穴应该是首选穴位。百会穴位于头顶，是阳气汇聚之处，刺激此穴可让下沉的阳气上升。第二个穴位是位于耳前侧的曲鬓穴，刺激此穴可疏通足少阳胆经，并补气。刺激肩部的肩井穴，可使上冲的气下降。刺激大腿外侧的风市穴和外侧脚踝上端的悬钟穴，可以让筋和骨变得更加坚实。刺激足三里穴，可让清气上升，浊气下降，从而助消化、助腿力。刺激曲池穴，可疏通气和血，使关节更加灵活。

百会、曲鬓、肩井、风市、悬钟、足三里和曲池在治疗中风方面是非常重要的穴位，因此被称为治疗中风的七大要穴。

若是血管堵塞的脑梗死，我们可以用风池穴、大椎穴和间使穴来代替曲鬓穴、风市穴和悬钟穴。位于后头骨下侧的风池穴可以祛除聚集在头部的邪气，位于第 7 颈椎棘突下的大椎穴可以疏通全身的阳气，位于手腕内侧的间使穴可以疏散瘀血。

这里还有一个不得不提的治疗点。摸身体未中风麻痹的另一侧头部，会发现有一个软软的或鼓出来的部位，这就是阿是穴。在这个部位施灸，可以缓解头痛。

因半身不遂而致的腿或胳膊蜷缩症状也可通过针灸治疗。胳膊蜷缩时找位于臂弯里侧的曲池穴治疗，手腕蜷缩时可找手腕内侧横纹中的大陵穴治疗，膝盖蜷缩时可找膝内侧的曲泉穴治疗，脚腕蜷缩时可找脚踝后侧的太溪穴治疗，手指蜷缩时可找手背上的八邪穴治疗，语言出现障碍时可找下巴的廉泉穴和手腕内侧的通里穴治疗，皮肤感到麻痹时可以在出现症状的部位进行针治来解除麻痹。

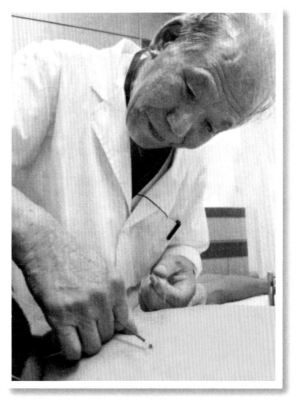

针灸并用

不管是什么病，若想治好就得先吃好。吃好了，才有力气战胜病魔。在胃气汇聚之处、可提高胃功能的中脘穴上施灸，可以增进食欲、助消化。光吃还不行，吃了还得顺利将消化的废物排出去，在肚脐下的气海穴和元气汇聚的关元穴施灸，可以汇聚清气，排出浊气。之后在肺俞穴、肝俞穴、肾俞穴施灸，可以提高肺脏、肝脏、肾脏的功能，从而调节血压，使身体有力，防止复发，最终使疾病向愈。

这个朋友默默地接受着治疗，他脸上悲观的表情还是没有消失。他满怀期待地来找我，想从我这里"一针痊愈"，却听到了无法治愈的回答，他的失望之情是可以理解的。

为了安慰他，我再次找了一个施灸穴位——膝盖外侧的阳陵泉穴，这可以让他的肌肉充满力量。

"好，治疗结束了，起来走走看看吧。"

他站起来迈了一下麻痹的右腿，立刻感觉步伐轻盈了许多，人也变乐观了。

"嗯，您看，我的手脚变得灵活了许多啊！"

他边晃手脚边看着我说："第一天就有这么好的效果，继续下去的话，完全治愈的可能性就很大了。"

但是，疗效和治愈是不同的概念。慢性病和患病时间过长的疾病往往需要长时间的治疗，治愈并不是一件容易的事情。

之后的几天，他都耐心地接受了治疗。但是，从第 5 天开始，他开始不停地发牢骚，抱怨没有大的进展。

我只能不停地鼓励他："比起来这之前，手脚不是轻快很多了吗？中风没有那么容易治愈的，不要着急啊！"

第6天，他没有再来。之后的一段时间我也没有他的任何消息，可能去其他医院寻找别的治疗方法了。

3个月后，他再次来到了我的诊所。果然不出我所料，这几个月他去过其他医院，也吃过不少"特效药"，而且还去过传闻三天就能治好病的一家针灸诊所，但是他抱怨那里的针灸治疗实在是疼得要命。

"知道我在他扎针的时候说什么了吗？"

"说什么了？"

"我说，你给我扎这么疼的针，如果我的病还没治好的话，我就要你的命。"

我大声地笑了出来，能够说出那种话，看来他是受了不少罪了。但是，我的心情还是非常复杂，要是在中风前就做好预防工作，这一切的痛苦就可以免去了呀！有没有中风，伸出舌头往往能知一二。若感到头晕、恶心，就伸出舌头确认一下，如果舌头不自主地㖞向一边，那就很有可能患上中风了。

6. 一针退烧的秘密

刚要走进 M 医院的特护病房，我被突然传出来的声音吓了一跳。

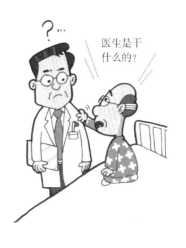

"连我的病都医不好，你还算什么医生啊！"

走进病房才知道，原来是朴董事长向在这个医院担任副院长的儿子大发雷霆。不用再听下去，我也能够明白是什么事情了。父亲和儿子，不，应该是患者和医生正在吵架。

朴董事长和董事长夫人看到我后非常高兴，站在旁边的副院长则马上离开了病房。朴董事长开始向我诉苦："医生是什么？不是治病的人吗？但是为什么在首尔这样一家综合医院里，把所有专家、主治医师全部动员起来也无法让我退烧呢？"

朴董事长缓口气后接着跟我说："患者们希望的是治好病，而不是希望能见到一位无所作为的医学博士，不是吗？所以我跟他们说了，现在开始不再需要他们了。我要接受针灸治疗。"

我握住朴董事长的手，安慰着他，让他先降降火。

年近七十的朴董事长特别容易感冒，一感冒体温就高得吓人，久久无法治愈。所以，全家人都特别怕他感冒，朴董事长本人也非常小心。但是，这次还是到了不得不住院的地步。

以前朴董事长也接受过针灸治疗，但是每次治疗后就像打了一场仗一样。在房间里做针灸，整个房间都会有灸棒燃烧的味道。每次做完后，董事长夫人都要把所有的窗户打开，而且还要用风扇来吹散房间里的烟味。身为医生的儿子一闻到这种味道，立刻就会不高兴。为了避免父子之间的争吵，董事长夫人每次都只能偷偷摸摸地请针灸医师给丈夫做治疗。一直这么小心谨慎瞒着儿子治疗的朴董事长，今天居然躺在儿子的医院里喊着要做针灸，儿子的生气和困惑也是理所当然的了。

激动得脸都发红的朴董事长抓住我的手，对我说："最新的医术无法治好我，我现在只能把希望寄托在传统医术上了。"

站在旁边的夫人也默默地点了点头，我对他们说："放心吧，我会好好给您治疗的。"

等朴董事长的情绪稳定下来后，为确认他的气口脉，我诊了一下他双手腕的寸口。通过左手腕上的寸脉诊心，通过关脉诊肝，通过尺脉可以诊出肾的状态。通过右手腕上的寸脉诊肺，通过关脉诊脾，通过尺脉可以诊到命门的状态。朴董事长右寸上的肺脉非常强烈，两侧的尺脉非常弱。

"最近是不是有不顺心的事情啊？"

"怎么，诊脉还能诊出这样的事情吗？"朴董事长非常惊讶。

手厥阴心包经穴

手太阴肺经穴

中冲
劳宫　少商
鱼际
太渊　经渠　列缺
内关
间使
郄门
孔最
尺泽
曲泽
青灵
少海
极泉

百会
神庭　正营　承灵　络却　后顶
头维
率谷　天冲　强间
阳白
鱼腰　浮白　脑户
素髎　四白　颧髎　听会　风池
兑端　巨髎　下关　翳风　天牖　天柱
地仓　颊车　天容
承浆　大迎
廉泉　人迎　扶突
水突　天鼎　肩井
天突　气舍　缺盆　肩髎
璇玑　俞府　气户　云门　肩髃
华盖　紫宫　库房　中府　臑会
或中　屋翳　周荣　臂臑
玉堂　神藏　膺窗　胸乡　天府　消泺
膻中　灵墟　乳中　天池　天溪　侠白　清冷渊
中庭　神封　乳根　辄筋　手五里　天井
鸠尾　步廊　食窦　大包　肘髎
巨阙　幽门　不容　曲池
上脘　腹通谷　承满　期门　手三里
中脘　阴都　梁门　日月　上廉
建里　石关　关门　腹哀　下廉
下脘　商曲　太乙　四渎
水分　滑肉门　章门　京门　温溜
神阙　肓俞　天枢　大横　偏历　三阳络
阴交　中注　外陵　带脉　支沟　会宗
气海　四满　大巨　腹结　外关　阳池
石门　阳溪
关元　水道　五枢　合谷　中渚
中极　气穴　归来　维道　三间　液门
大赫　气冲　府舍　二间
曲骨　横骨　居髎　少商　少冲
商阳　关冲

渊腋
大包
京门
环跳

手少阳三焦经穴
手阳明大肠经穴

髀关
箕门
阴包
血海　伏兔　风市
曲泉　阴谷　中渎
阴陵泉　膝关　阴市　梁丘
地机　膝阳关
犊鼻(膝眼)　阳陵泉
足三里
中都
蠡沟　漏谷　筑宾　上巨虚
三阴交　复溜　条口　丰隆
交信　阳交
太溪　下巨虚　外丘　飞扬
中封　大钟　光明
商丘　照海　阳辅
太冲　水泉　悬钟　跗阳
行间　然谷　解溪　昆仑
公孙　仆参
冲阳　丘墟
陷谷　申脉
地五会　足临泣　金门
厉兑　内庭　侠溪
足窍阴　至阴　足通谷　束骨　京骨

足少阴肾经穴
足阳明胃经穴
足少阳胆经穴　足太阳膀胱经穴

内迎香

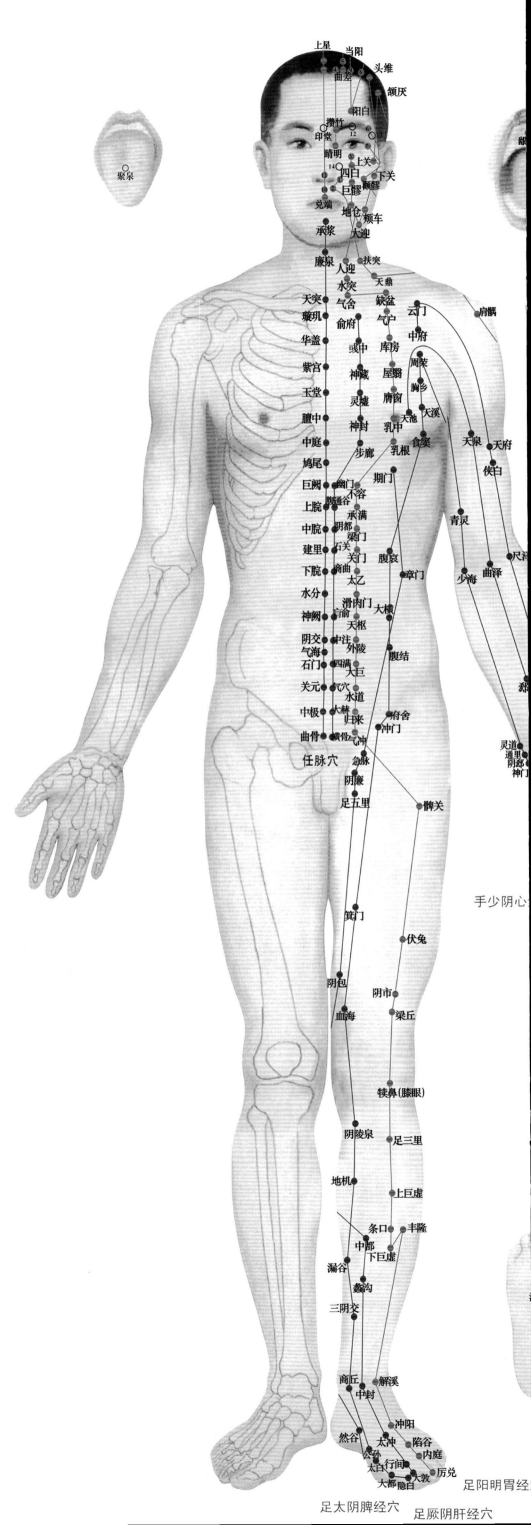

上星　当阳
曲差　头维
　　　颌厌
　　阳白
攒竹　　
印堂　12
　　13
睛明　上关
四白　下关
巨髎　颧髎
地仓　颊车
承浆　大迎
廉泉　扶突
人迎　天鼎
水突　缺盆
气舍
天突　气户　云门
璇玑　俞府　中府　肩髃
华盖　彧中　库房
紫宫　神藏　屋翳　周荣
玉堂　灵墟　膺窗　胸乡　天溪
膻中　神封　乳中　天池
中庭　步廊　乳根　食窦　天泉　天府
鸠尾　　期门　　　　　侠白
巨阙　幽门　不容　　　
上脘　通谷　承满　　青灵
中脘　阴都　梁门　　
建里　石关　关门　腹哀　曲泽
下脘　商曲　太乙　章门　少海　尺泽
水分　滑肉门　　　　　郄门
神阙　肓俞　天枢　大横
阴交　中注　外陵　腹结　灵道
气海　四满　大巨　　　通里
石门　　水道　　　　阴郄
关元　气穴　归来　府舍　神门
中极　大赫　气冲　冲门
曲骨　横骨　　　急脉
任脉穴　　阴廉
　　足五里　髀关
　　　　手少阴心
　　箕门
　　　伏兔
阴包　阴市
血海　梁丘
　　犊鼻(膝眼)
阴陵泉　足三里
地机　上巨虚
　　条口　丰隆
中都　下巨虚
漏谷
蠡沟
三阴交
商丘　解溪
中封
然谷　冲阳
公孙　太冲　陷谷
太白　行间　内庭
大都　隐白　厉兑
足太阴脾经穴　足厥阴肝经穴　足阳明胃经

聚泉

人体经络穴位图

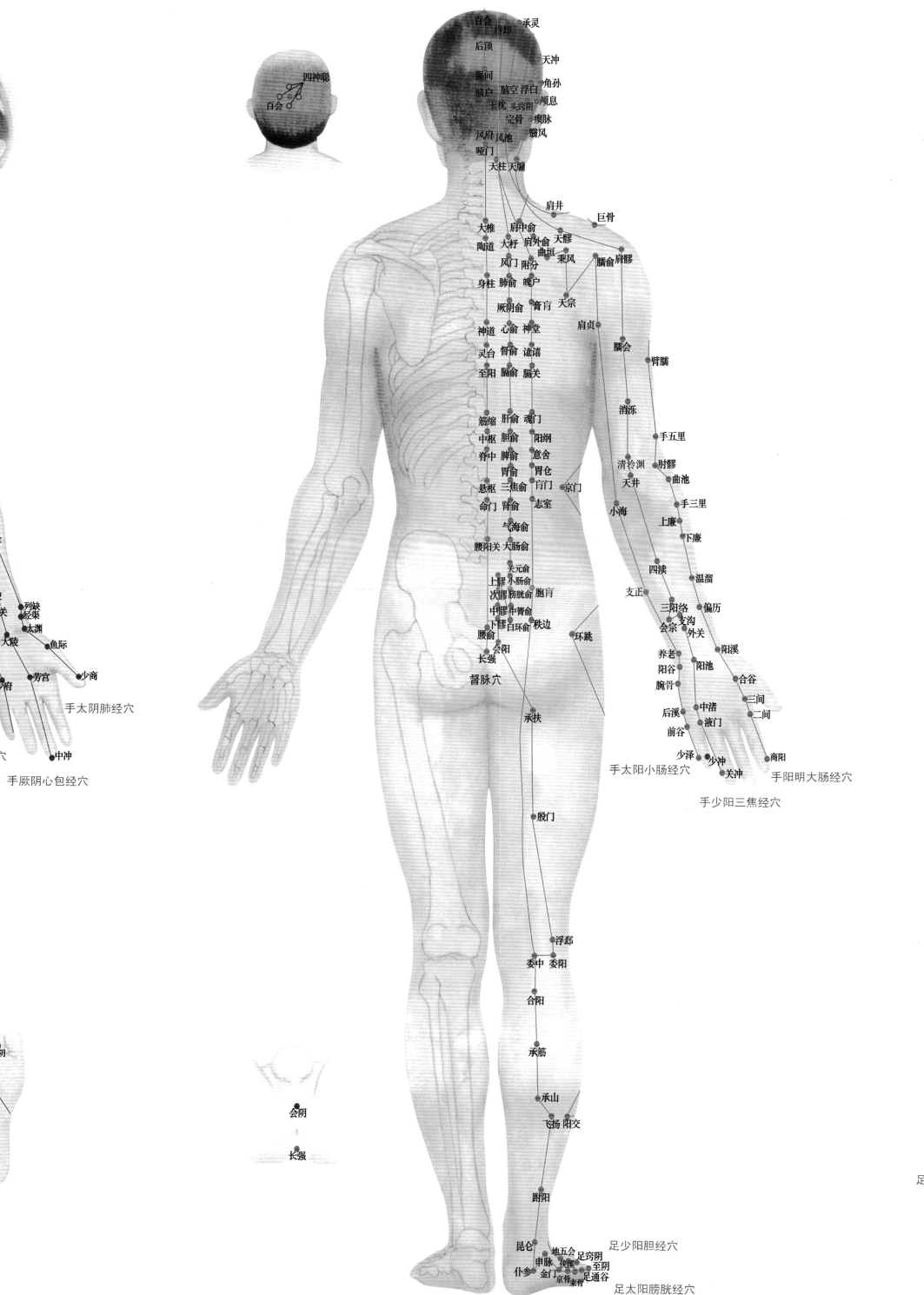

"哈哈！是不是腿也使不上劲啊？"

朴董事长和夫人没有回答我的问题，但表情更加惊奇了。

"如果气因欲望或不满而没有散发，就会在胸口形成热气，最终会成为肺热。再加上感冒，热量聚集在肺部，就成了热上加热了。所以，再怎么打针和吃药都没法退热。由于肺热导致肾水不足，所以两腿还会感觉无力。"

怎么治疗都无法退热是因为心中的坎，朴董事长终于吐露了一直憋在心里的事情。他一直都在担心自己是不是患上了医院无法诊断出的怪病。

朴董事长是因为伤心而得的内伤病，此时需要调节经络的功能。内伤因肺热而起，所以得治手太阴肺经的鱼际穴。心过度活动会导致肺的疲劳和虚弱，所以得在手少阴心经的通里穴上扎针，以稳定内心的纷乱。接着在风门穴和肺俞穴上施灸，以调理因感冒导致的热。在手太阴肺经的出发点和腹部中央的中脘穴上施灸，可以补肺，同时助消化。最后在曲池穴和足三里穴上施灸，调节全身的气血均衡，热马上开始退了下来。

在旁边注视着的董事长夫人一直在自言自语："好神奇啊！热这么快就退了……我儿子从其他医院把最好的医生全叫过来也没能治好……"

看到朴董事长安然入睡后我走出了病房，董事长夫人一直把我送到了病房门外，我对她讲述了坚持灸疗的必要性。

"每天在家，只要在几处做米粒大小的灸疗，就可以预防感冒，找回健康。一定要试一下啊！"

几天后，出院的朴董事长想继续在家做灸疗，让我教他灸疗的方法。我告诉了朴董事长需要进行灸疗的位置。我劝他做无极保养灸。此外，我还教他如何在身体邪气进出的位置——风门穴上施灸，治疗并预防感冒。

"感冒时是不是感到背部凉飕飕的啊？凉飕飕的部位往往就是风门穴。每天在此处施灸可以预防感冒。即使得了感冒，在风门穴上施灸可以退烧，身体的酸痛也可以退去。"

几个月后，朴董事长给我打来了感谢电话。因夫人每天给他认真施灸，最近一直都没有感冒。我还是回谢他，这么相信我，这么认真地进行灸疗，最后我问他："现在还要在施灸后开窗户、开风扇吗？"

朴董事长大声笑着回答，自己施灸后没有得过感冒，他的儿子也非常开心，不再反对他做针灸，现在可以放心地在家施灸了。

7. 直追疾病的根源

1985 年夏，L 老板满脸委屈地走进了我的诊所。他虽然骨架很大，但是身上没有多少肉，人看起来比实际年龄老很多。陪同而来的夫人扶他坐在了诊疗椅上，还没等坐稳就对我说他的头痛得要命。

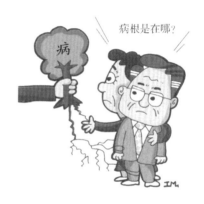

病根是在哪？

"在最好的医院住院两个星期，都没能诊断出病因。用各种先进的仪器仔细检查头部，始终无法找到头痛的病根。现在吃止痛药也已经没有用了。"

我问他："那最终是被医院赶出来的吗？"

"也可以那么说吧。医生不知道病根，只是一直在摇头，说头痛的话就只能给我止痛药，无法做进一步治疗，所以我也不需要再待在医院了。"

我让患者躺在诊疗台后，仔细地看了一下他的脸和手脚。

因为患者之前在医院检查过头部，没有器质性问题，病根应该不会是头部，很有可能是哪个脏腑出了问题。

仔细观察后，我发现他的皮肤十分干燥，不润泽。肺主皮毛，是不是肺出现了异常呢？我把双手放在了患者的胸口。他的胸部两侧失去了均衡，一边明显沉了下去。为了确诊，我开始诊脉，发现患者的脉象十分弱，是浮脉。我在他右手腕的寸口上找到了快要弹出去似的弦脉。很明显，他的肺出了问题。

"以前是不是肺出过问题啊？"

L老板十分不解："你怎么会知道很久以前发生过的事情？"我开玩笑说："我是个针灸医师，连那个都不懂的话还怎么给别人看病啊？"

首先，为了气的整体均衡，我在足三里穴、曲池穴、中脘穴上扎了针。之后我开始找能够治肺病的穴位。心的气抑制肺，在胸部的巨阙穴上扎针能够调理心气。同时，在气海穴和关元穴上施灸，可以稳固元气。之后把针拔出来，让他翻过来（俯卧），在肺俞穴和肾俞穴上进行针刺和艾灸。其中的道理很明显，肺和肾是互助关系。

在L老板背上扎针的时候，他已经睡着了。拔针的时候，我问他头还痛不痛，他说："嗯，头痛真的完全消失了。"治疗影响肺的穴位后，他的头痛就消失了，可以证明头痛是因肺引起的。

"明天去医院检查一下肺吧！"

L老板坚持不去医院，说去了也没用。但我断定他的病不是小病，所以还是说服了他去医院再次检查。

过了两个星期，L老板没有任何消息。我希望没有消息就是个好消息。

一个半月过后，L老板的夫人独自一人来到了诊所。我急切地希望能够从她的口中听到好消息。

"他到医院检查出了肺癌，确诊后一个星期就过世了。"

夫人长长地叹了口气："我是来感谢您的，若不是您的话，他连自己得了什么病都不知道……"

临走时，夫人擦着眼泪说："若早点来找您治疗的话，就不会是这样的结果了。"

8. 止痛也属针灸强项

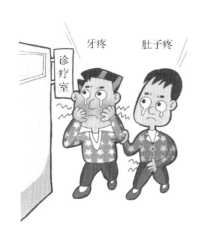

牙疼　　肚子疼

诊疗室

疼痛的人是无法掩饰的。一看到捂着下巴走进诊室的患者，我就知道他是因牙痛而来。

感到痛的时候，人们一般都会先用手去摸痛的部位。肚子痛就把手放在肚子上，头痛时手也会自然地放在头上。人体具有完美的全自动性能，我们体内拥有任何尖端技术也无法制造的自动控制装置。把手送到疼痛部位也是自动装置的功能之一，因为痛症和手是有关联的。

针灸学把痛症的起因（不是伤口造成的时候）大致分为两种：一种是热气，另一种是寒气。经脉和络脉产生热气，气和血就无法流到其他地方，它们凝聚在了一处，人体就会产生痛症。经脉和络脉因寒气收缩，气和血无法流过，也会产生痛症。因热气而出现痛症时，人体的自动装置不会把手送到疼痛部位；但因寒气而出现痛症时，我们会忍不住用手捂住或揉搓疼痛部位，使之尽量变暖，减轻疼痛。

因热气而产生痛症，如湿热型关节炎，使疼痛部位降温，就可减轻疼痛。因寒气而产生痛症，如风寒型神经痛和牙痛，使疼痛部位升温，就可减轻疼痛。因寒气而致肚子痛时，我们会用热毛巾或热宝捂肚子；因热气而致头痛时，我们会用凉毛巾或冰块敷额头，这些都是一样的道理。

因热气或寒气导致的痛症，我认为针和灸是祛除疼痛的最佳手段之一。因寒气引发的痛症，可以用针和灸使血液循环畅通，或者用灸暖一下血流通道，以缓解疼痛。若是因热气引发的痛症，可以用针来解除热气，缓解痛症。

"头痛、牙痛、痛经……请用×××。"

在候诊室等待的 K 先生，看到电视上播放的止痛药广告后，自言自语道："真的那么有用的话，我还用来这里吗？"

五十来岁的 K 先生是公司职员，他因头痛难忍来到了我的诊室。他从一大早就开始头痛难忍，吃了止痛药后出了门，但是药效一过，头又开始痛了起来。

"头痛也有很多种，您是哪个部位疼啊？"

"这边，这儿痛……"

K 先生指了一下头部的右侧。偏头痛有时会因胆结石而引起，头右侧属足少阳胆经循行，胆的正气不足会导致邪气过盛，并对胆经造成影响。所以，必须得确认有没有胆结石。

头痛并不全是头部出了问题，例如感冒会引发前头痛，胃异常也会引发眉棱骨头痛。因此，要确定头痛是由何种原因引起的，才能根治。

针刺是最好的止痛手段之一。准确找到位置后扎针，痛症会得到缓解甚至消失。治疗头痛效果显著的穴位是合谷穴，对各型头痛都有很好的止痛作用。合谷穴位于手背的拇指与食指之间，把手指张开后陷下去的部位。

我不管患者是头痛还是牙痛，只要是脖子以上出现痛症，我首先就会在合谷穴上扎针，为患者止痛。

合谷穴是大肠原气流入的部位，可使清气上升，浊气下降。此穴还是管理脖子以上痛症的穴位，能够消除齿、耳、鼻子和脖子的痛症，是针刺麻醉中的最佳穴位之一。一般头两侧都痛时，同时在两侧合谷穴处扎针；只有一侧痛时，扎痛部对侧的合谷穴。所以，头痛、牙痛时不用去找止痛药，直接在合谷穴上扎上一针即可。

K 先生的痛症出现在右侧头部，所以我在他的左侧合谷穴上扎了一针。大概过了 5 分钟，K 先生之前痛苦的表情已经完全消失了。我建议他去医院检查一下。

"偏头痛很大一部分是因胆结石而引发的，您还是去医院检查一下有没有胆结石吧！要是有的话，确认一下现在是什么程度。我现在只是用针暂时压住了痛症，没能从根本上治疗，所以头痛还是会复发的。"

"有那么严重吗？还要去医院？"他非常惊慌地问我。

他好像没有听懂我的意思，我并不是因为无法治疗才建议他去医院的，而是想让他在接受治疗之前好好认识自己的病情。

"您对自己的病情并不了解。患病时间长的疾病需要长时间的治疗，患者本人不认识自己的疾病的话，怎么能够长时间接受治疗呢？能够用眼睛看到病情的设备在医院，所以我让您去医院看一下。"

一个星期后，K先生再次来到我的诊所。他说刚从医院确认了检查结果，是胆结石。

"是您诊断出了我的病，由您来给我医治吧！您一眼就看出了我的病，治起来也应该没有问题吧？"

我微笑地点点头。由胆结石引起的偏头痛必须得治疗循行头侧的胆经。以丘墟穴（胆的原气汇聚之处）和足临泣穴（能够下沉胆气和疏通胆经）为治疗点，再配合耳朵后下侧的完骨穴，止痛效果会更好。

如果是头的后部疼痛，止痛药往往很难奏效，针刺是较好的方法。大家都会担心后头痛会引起血压升高，其实没有必要担心。血压高不是病，只是症状。只要把血压上升的根本原因治好，血压就会降下去，头痛症状也会随之消失。

后头痛的根本原因往往在于膀胱，这时要选择膀胱之气汇聚的中极穴、大肠之气汇聚的天枢穴进行治疗。同时，要配合后头骨下侧的天柱穴、风池穴，以及外踝后侧的昆仑穴和下侧的申脉穴来进行治疗。

如果是头上部痛，多因肾虚所致。这时只需对位于头上部后侧的百会穴（各经脉气汇聚之处）进行治疗就足够了。但是，要想彻底治疗，需要配合肾气流入的肾俞穴和位于内踝的补益肾气的复溜穴来进行治疗。

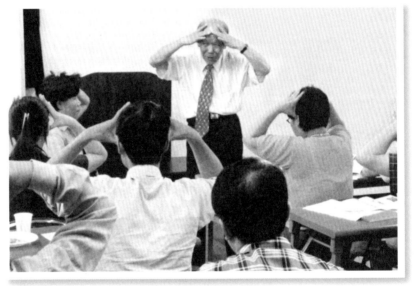

向学生传授找百会穴的要领

我用针来止痛，患者会在不知不觉之中入睡。患者醒来后，多会对针灸立竿见影的止痛效果而感到非常惊讶。

其实，出现痛症并不是一定就不好，有时我们还得感谢痛症。痛症是身体出现异常的信号，同时也是求助信号。身体的某一部位出现异常，人体的自动装置就会为恢复正常而努力。在这一过程中，如果肌肉收缩，血液循环无法顺利进行，就会产生传达痛症的物质，从而刺激神经末梢来传达痛症。总的来说，痛症是人体出现异常时敲响警钟的装置。

　　对于这种求助信号，针灸可以说是有效的应急手段。它可以促进人体的血液循环，生成止痛物质来祛除痛症。针灸的疗效并不只是一时的止痛，它还可以调理身体阴阳平衡，最终使人体恢复正常。除了针灸，我想大概很难找到这么简单、快捷、经济的止痛手段了。

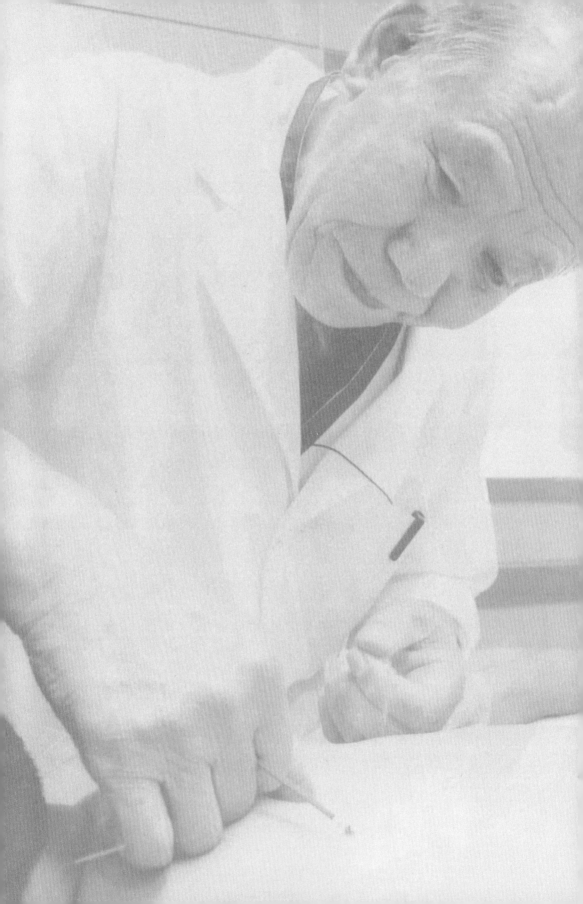

第二章
针灸师是这么看病的

疾病的起因是人体失衡，而失衡的征兆或痕迹总会在身体的某个部位显现出来。医者就是从这样的征兆或痕迹中读出疾病的。

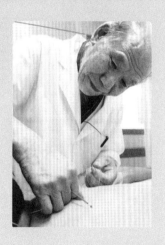

1. 一眼看穿你的病

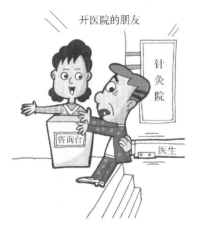

开医院的朋友

咨询台

针灸院

医生

"我是被一个医生朋友硬推过来的。"实业家 J 这样说明了来我这里的缘由。

我还以为是跟我熟悉的医生，问了一下，结果是我没听说过的名字。

"真是一位很有良心的医生啊！"我感叹道。

他好像没能理解我的话，只是尴尬地笑了一下。我的意思是医生把患者送到针灸诊所，说明医生非常坦诚地承认了自己已经回天乏术了。现在很多医生认为，针灸只是一个扭伤时才能派上用场的低级医术，只能起到物理治疗的作用。在这样的环境下，医生向患者推荐一个与自己毫无关系的针灸师，确实很意外。

J 告诉我，那个医生是首尔某医院最好的神经科医生，并向我说明了事情的详细经过。

"他帮我做了很多项检查后对我说没有任何异常。我真的快疯了！我的头痛得要命，却说没有任何异常，这太荒唐了！后来又重复检查了一遍，结果仍然没有查出任何异常。我朋友就偷偷向我推荐了您的针灸诊所，还对我说借这次机会把身上的病给全部治一下。"

我感到非常疑惑。我和 J 的这位朋友素不相识，他可能是在报纸或杂志上看到了我的报道，才推荐 J 到我这来的。但是他为什么就推荐了针灸呢？是信任针灸？还是仅仅为了给患者带去一些希望？无论是何种原因，我都十分感激他，没有用世俗的眼光来贬低针灸。

我让 J 脱去外衣后躺在了诊疗台上。一瞬间我看出了 J 的病因。我直接诊脉，并问他："左耳后侧有没有痛过啊？好好回想一下。"

在他还在回想的时候，我又开口问他："嘴以前抽搐过吧？往左边㖞过？"

躺在诊疗台上看着天花板的 J 突然坐了起来。

"啊！您怎么会知道这些呢？那可是很久以前的事情了。"

他得的是中风，一次很轻微的中风，自己本人可能没有什么感觉。我能看出他的身体左侧比右侧更加无力，身体的均衡已经被打破了。这是一般人用肉眼无法看出的轻微差异，患者本人也无法察觉，但是经过精密检查的话一定会查出的。听完我的讲解后，他自己也承认身体的一边有种很奇怪的感觉。

治疗结束后，他的头痛已经完全消除了，感觉非常开心。我对他嘱咐道："以后一定要好好注意身体。管理不当会再次发生中风，第二次中风会引发半身不遂，第三次中风的话可能连大小便都无法自理了。"

大惊失色的患者一把抓住了我的手，说："您诊断出了连医院都无法查出的病症，从现在开始，我的命就全靠您了。拜托您一定要给我治好啊！"

知道了自己的病情，知道了治疗方法后，J 非常高兴地走出了诊疗室，刚要走出门口时，他突然回过头来问我："为什么我的病医院没能查出来，您却一眼就看出来了呢？"

我一眼就看出了 J 的病，不是靠最新的诊断设备，而是靠医者的感觉。再怎么尖端的机器也有无法跟人比拟的地方。

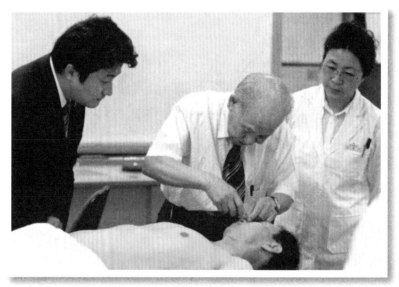

MBC 的李相镐记者在看针治的过程

中风是身体的一半出现故障的疾病，所以即使是非常轻微的中风，也会使人体的一半变得无力。

只要知道这个道理，注意观察，再小的差异也能够看得出来。例如，额头上一半的皱纹可能会下垂一点；一只眼睛可能会睁得比另一只小，或者可能会无法完全闭上；说话或者吃东西的时候，嘴会很轻微地㖞到一边；脸或身体的一半可能会比另一半迟钝或更加无力。

我的一生都在观察患者的身体和脸色，所以我的眼睛可以看出患者的疾病。我在走路的时候也能够在行人身上看出病来。脸色发青的人提示肝可能出了问题；脸色发红的人心脏可能有点问题；呼吸时肩上下动，提示哮喘很长时间了；拇指和食指之间的凹陷很深的人，提示可能正在经受胫骨痛的煎熬；后背最上部肉鼓出来的人，中风的几率很大。

只要勤加练习、积累经验，人们可以诊断出机器无法在人体里诊断出的疾病。中医就通过望、闻、问、切这四诊来确认病情，这是因为我们的身体处处都是相互联系、相互影响的。所以，身上长的每一根毫毛，留下的每一滴汗水，都是有理由的。

此外，还有和患者身体显现出来的痕迹一样重要的线索，那就是患者的话语和行为。从患者不经意的话语和习惯性行为中，往往可以找到能够确认疾病的决定性的证据，而且还能推论得病的过程和第一次出现症状的时期。

2000 年 9 月，为了给百姓进行免费的针灸诊疗，我们来到了锦山。锦山郡守和锦山郡保健所所长出来迎接我们。在与锦山郡守和保健所所长一起喝茶聊天的过程中，我看出了郡守的病情。

"郡守，您是不是腿疼啊？"

"你怎么会知道？"

聊天过程中，锦山郡守一直动弹着腿，一直在改变坐姿，在椅子上一会儿靠着腰，一会儿斜坐着。若腿和腰没有出现异样的话，就不会这样了。

在这里再举一个例子。对于高血压患者，只有把握了病因才可以进行治疗。所有疾病的病因都很重要，尤其是高血压。因为高血压不是疾病，而是一种症状。五脏出现异常，都有可能会导致高血压的发生。

想治疗高血压，就必须了解脏腑的情况。脏腑问题可以通过望诊，也就是通过观察患者的身体和脸色等得知，之后再通过问诊来确认从望诊中得知的结果。

所以，如果有因为血压高来找我治疗的患者，我就会问他有没有糖尿病、心脏病、肝炎等疾病。若有糖尿病，那就是因脾的异常导致了高血压。若患了心脏疾病，那就是因心脏问题导致了高血压。若患了肝炎、脂肪肝等肝病的话，那就是肝的异常导致了高血压。

人们总是误会我，认为我有诊断疾病的秘法。其实，根本没有什么秘法。熟练掌握古医籍的诊断方法，把这些知识变成自己的东西，再加上临床经验，就可以比别人更快、更准确地找出病因。世上无王道，成为优秀医者的路上也没有王道。一个优秀的医者需要的只是谦虚、好学的心态和坚持基本原则的意志。

2. 从怀疑针灸到坚信不疑

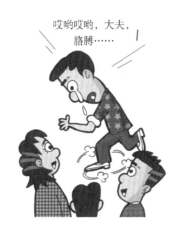

哎哟哎哟，大夫，胳膊……

战争时期，我在部队行医一年半之久，期间有很多患者来找我看病。战争结束，我来首尔安家后，依然有很多患者来找我，我的人气始终不减。当时确实没多少家针灸诊所，这也算是我人气旺的原因之一吧。但另一个更重要且决定性的原因就是我的一丝不苟、吃苦耐劳的行医态度。不过，有时也会有一些人找麻烦，甚至闹出可笑的闹剧。

战后一段时期，我主要以出诊为主。每去一个地方，附近的居民都会聚起来找我看病，每次都要待上一整天才能回家。有一次，我到高丽大学前的祭基洞出诊，有四五十人围观，在人群中又一次传来了挑衅的话语。

"我倒没见过拿根针就能治好病的！"

我抬头一看，原来是一个小伙子在那里大声嚷嚷。

从他的脸色中，我可以看出他正受病魔的煎熬。或许是听到我出诊的消息后赶来，但是他依然对针灸半信半疑，来回拿不定主意，最后只能装作不屑一顾地扔下了这么一句话，想引起我的注意。

小伙子看到我看着他，又说："喂，扎针的！扎几个针就能治病，恐怕这世界上都没有生病的人了！"

似乎是要惹是生非的架势，但是语调里并没有恶意，或许只是想确认一下我到底能不能治好他的病而已。我看透了小伙子的心思，但还是装作不懂似的笑着说："用针可以把你的胳膊废掉呢！那样的话你能相信吗？"

小伙子犹豫了一下后说："哪里有那样的事情啊！要是有那种本事，尽管来试一下吧。"

"真的吗？这样的话就再也用不了胳膊了，你不会怨我吧？"

"废话，当然啦！不过要是做不到，你就是个骗子。我会以十倍奉还的！"

本来我只是想吓唬吓唬他，但是他执意要逞强，我也没有办法，只能给他扎上一针。这下子招来了很多人围观，我从针筒里取出了一根针。我给小伙子看了一下手里的针，再次问了一句："你真的不会埋怨我吧？"他的眼睛里闪出了一丝紧张，但是说出的话就像倒出的水，无法挽回了。

我握住他左臂的肘外侧，他用紧张和不安的眼神望着我的手，之后又装作不在意的样子望了一下周围的人，冷笑了一下。我在他的曲池穴上扎针后，轻轻揉搓了一下。

"哎哟，哎哟哟！"

他忍不住发出了痛苦的呻吟，我笑着对他说："可惜啊！现在开始你这条胳膊算是用不了了。"

小伙子抱着疼痛难忍的胳膊，脸色发青，惊慌失措。他疼得胳膊都伸不直了，围观的人都惊奇得合不上嘴。其实，在曲池穴上扎针只会感到酸痛，一时间无法伸臂，但并不会有什么严重的后果，小伙子显然不知道里面的玄机。

"现在知道针的厉害了吧？胡乱对待针的话会闯大祸的。"

我想，现在正是向大家讲解针灸的最好时机。

"很多人都认为针灸只是旁门左道的医术，或者是像道术一样的奇妙而又神秘的东西。这些人都不了解针灸，它看似简单，但如果不经过多年的学习和练习，是绝对无法运用的。所以，我们把它称作针术。针和药不同，针属于术，药不属于术。有这么一句话，一针、二灸、三药。"

那个小伙子还抱着自己的左臂，一直用很焦虑的目光望着我。我停止了讲解，抓住他的右臂说："我帮你把胳膊治好吧。"听完我的话后，他立刻把左臂伸出来，但是我没有在他疼痛的左臂上扎针，而是在他右臂的曲池穴上扎了一针。

他一边慢慢伸展自己的左臂，一边不停地向我鞠躬。周围的人哄堂大笑。看到一个一心想要找麻烦的小伙子突然开始又鞠躬又道谢，周围的人开始纷纷议论起来："哈，这针灸还真神奇啊！""说错一句话，换来一个沉痛的教训啊！"

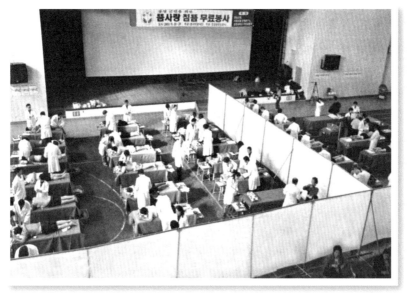

在全南长城，以军民为对象开展大规模的针灸服务

一个患病已久、饱受煎熬的小伙子，只是想确认能不能用针治好自己的病，所以喊出了"喂，你这个骗子"，但是，我知道他心里一直在呼唤着："医生，请把我的病治好吧！"

事实上，我早就明白了这个小伙子的心思。越是在医生面前脾气暴躁的人，越是想把自己的病治好。只要证明了医生有治病的能力，他们就会毫无顾忌地信任医生、追随医生。若是完全不相信医生和疗法的话，患者根本就不会自己来找医生了。

这件事情之后，人们不管白天黑夜都来找我看病。因为当时的医院没有急诊室，所以有急病的患者也会来针灸诊所看病。即使是深夜，只要患者需要，我就必须得赶过去。

在这期间，我从患者那里学到了很多东西。患者就是我的老师，医术因为患者而存在和发展。

在祭基洞出诊期间，我经常会碰见患有视觉障碍的J先生。J先生是我的一位非常特别的老师。他已年过五十，因青光眼渐渐成了盲人。J先生起初几次只是过来静静地坐着"听"我为病人诊病。但是有一天，他非常小心地问我："我这样的人也有可能治好吗？"

他给我描述了患上眼疾的经过："刚开始看物体好像隔了一层雾一样，之后就渐渐什么也看不见了。我这样的病是不是治不好了？"

根据他描述的症状，我估计他应该是患上了慢性青光眼，所以才渐渐失去了视力。我在医书中看到过治疗青光眼的医案，需要经过长时间的灸疗，我将医案告诉J先生后，他决定接受治疗。

为了取得事半功倍的效果，我配合了针刺。在治疗过程中，我有了一个惊人的发现。

有一天，我在J先生脚背上的太冲穴上扎了一针，J先生看到了蓝色。支配眼睛的脏器是肝，所以我为了助肝，在肝脏元气滞留之处（肝经原穴）——太冲穴上扎针，没想到J先生可以看到蓝色。若这样的话，他应该能看到其他颜色。我尝试在心经原穴——神门穴上扎针，然后问他有没有看到红色。

"是，我看到了红色。"他用兴奋的语气答道。

我迅速地在连接五脏的各经络原穴上扎针。在肺经原穴——

太渊穴上扎针时J先生看到了白色,在脾经原穴——太白穴上扎针时J先生看到了黄色。但是,当我扎完肾经原穴——太溪穴后,他却慌张地回答:"啊!什么颜色也看不到了!黑乎乎的一片。"

"在针灸医学中,肾主色为黑。你看到的是黑色,并不代表你什么也看不见。"

听了我的解释,他放下心来。

通过J先生我学到了经穴和经络的联系。现在虽然还没能以科学方式来完全证明,但是不代表它们的关系不存在。我学习针灸数十年,终究通过这次的治疗再次体验了经络和经穴连接人体各处的事实。

3. 看到了病，看到了针位

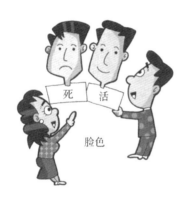

1969 年秋，首尔后岩洞，贵金属界的巨头——K 病倒了。因为 K 平时对周围的人十分厚道、慷慨，得知他病倒的消息后，受过他恩惠的五百多名后辈商人们到处寻访名医和特效药。我就是这样被请到了 K 的家里。

到 K 宅的时候已经是深夜了，他的家属十分焦急地把我引向 K 躺着的房间。有人给我打开了房门，但是我没有立刻进去，而是站在门口望着房间里的 K。

K 已经失去了意识，却一直在打嗝。比起快要接近花甲的 K，看起来十分年轻的夫人正守候在旁边。夫人看见我一直站在房间门口没有进来，表情突然变得十分不安。

"有什么问题吗？为什么不进来呢？"

"不，不是的。来得太急了，想先喘口气后再进去。患者虽然已经失去了意识，但依然可以感觉到周围的动态。所以，把呼吸和脉象调稳定后再接近患者比较好，这样也可以更加准确地诊断患者的病情。"

夫人点了点头后让我到旁边休息一会儿。其实，我当时是想确认患者得的是不是绝症。

在稍微远一点的距离，能更加准确地观察出患者的脸色是否润泽。脸色可提示患者的状态，即可看出患病的严重程度，是非常重要的诊病资料。

《素问·五脏生成》中是这么写脸色的：脸色青如死草、枯暗无华的是绝症，青如翠鸟的羽毛可以救活；黄如枳实的是绝症，黄如蟹腹的可以救活；黑如烟灰的是绝症，黑如乌鸦羽毛的可以救活；红如凝血的是绝症，红如鸡冠的可以救活；白如枯骨的是绝症，白如猪脂的可以救活。

不管怎样，脸上没有润泽说明病非常严重，基本上没有挽救的可能。

我看到患者已经失去了意识，并一直在打嗝，可以判断出这不是简单的病症。K 的脸色十分憔悴、苍白，基本上看不到润泽。

"对患者的昏迷有没有可怀疑的病因呢？"我问夫人。

夫人说，事情来得太突然，自己也不太清楚。平时 K 血压偏高，但还算非常健康，没有导致血压上升并晕倒的刺激性的事情发生。

我进入了房间。通过门外的望诊，我确定这是因为阴血枯竭造成的疾病。我摸了一下患者的胳膊和腿，和我估计的一样，胳膊和腿非常凉，并且无力地垂着。是的！他倒下是有原因的。

我再次问夫人："患者倒下的那天早晨没有什么异常的事情发生吗？"

夫人想了一下后摇了摇头，她好像没有完全理解我问的问题。我让其他人都出去，让夫人留了下来。

我给患者诊了一下脉。患者的气口脉十分慢、十分弱。显示肾脏功能的左侧尺脉十分弱。和望诊的结果一样，肾的阴血枯竭，精气耗尽。

我这次直截了当地问夫人："早晨是不是房事过头了啊？"

夫人稍微发愣后，脸立刻红了起来。我把患者的被子推到了腿部以上，用手敲了一下腿前侧的迎面骨，发出的声音好像在敲空心石头一样。

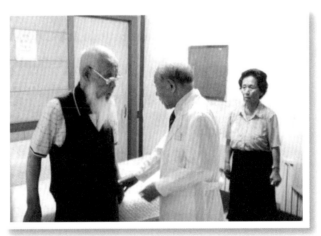

看了电视节目后，中国延边地区的胃肠病患者来到了我的诊所（80多岁的老人接受了90多岁医生的针灸治疗，他十分羡慕我用针灸养出来的壮实的身体）

"听见了吧？房事过头，精液耗尽，敲迎面骨的时候就会发出这种声音。"

夫人感到十分惊讶，她不解地问："那么，是因为房事病倒的吗？"

"是的。这几天患者的脾气应该很暴躁，也表现出了很强烈的性欲，对吧？"

夫人只是点了点头。

"人们往往因为不了解阴虚火动的症状，所以会遭到这样的不幸。阴虚火动会出现胸闷、四肢乱动、脸颊发红、口干、口渴、容易发火、性欲变强等症状。阴精不足导致虚火，换句话说，虚火旺盛导致了阴虚火旺。但是，本人不知道是虚火，过度贪欲最终铸成了大错。您听说过'腹上死'吧？男人在行房事的途中突然死去，也是因为阴虚、虚火旺盛、贪欲而导致的后果。"

夫人听完我的讲解后低下头，擦着眼泪向我讲述了早晨发生的事情。早晨 K 一直希望能和夫人行房事，但是夫人一直推托，进入卫生间待了一会儿。没想到出来后丈夫竟对她说："没办法，我自己解决了。"并用非常埋怨的目光望着夫人。当时夫人有点内疚，所以就一笑而过了。但万万没有想到会成现在这样，她说现在回想起来特别伤心，当时要是应了老公的要求就好了。

我安慰夫人说，幸亏她当时没有答应 K 的要求，才避免了一场"腹上死"的惨剧。夫人眼泪汪汪地望着我，向我哀求："迄今为止，来过的所有医生都没能像您这样看病看得这么准的。只有您才能救他，拜托您了，一定要救活他啊！"

我建议先治好患者的打嗝。

打嗝会阻碍吸气，会发出像患肺病时一样的又细又高的声音，所以需要把声音调整到原来的状态。主管这一功能的脏腑是肺，所以需要治疗肺经。我在拇指指甲根部侧边的少商穴、腹部的巨阙穴和背上的至阳穴上做了针灸治疗。

扎完针后，我仔细观察着患者的呼吸，等待他停止打嗝。房间里静得只能听见患者的打嗝声，大概过了10分钟，打嗝声渐渐变小，频率也逐渐减少了。

"成了！"我心里喊道。

大概过了25分钟，打嗝完全停住了。治好了患者的打嗝，夫人就像是抓住了一根救命稻草，喜极而泣。她突然抓住我的胳膊对我说："您不能离开这个房子了。不管我丈夫能否治好，您都得在他身边。我要一直这么抓住您，我不会让您走的。"

我还没有转过神来，夫人就把外面的人叫了进来。

"看，就是这位医生把打嗝给治好了。前后请来了这么多医生，只有这位医生准确地找出了病因，并把打嗝给止住了。我要把一切都交给这位医生。"

我被夫人抓住胳膊，一动不动地站在那里。夫人看我有些难堪，就对我说，如果很难办的话不用我医治，就在旁边守候就可以了。

三天后，患者终于醒了，我也可以走出那个家了。患者可以那么快醒来是十分罕见的。那是所有人一起动用所有可行方法的功劳，但最重要的还是正确把握了病因。

患者平时也因过度房事，导致肾精枯竭、肾阴发虚。阴虚无法抑制住阳，肾的阳气上升，导致性欲旺盛，造成了阴虚火旺。但最后阳气也耗尽了，最终阴阳全部枯竭，人也倒了下去。

既然知道了病因是阴阳耗尽，那就要尽全力来补阴补阳，最终收到了意想不到的功效。

所有的病都有病根，所以治病前找出病根是首要的任务。树枯萎时给树根浇水，比给树叶浇水更加明智。寻找病根和给树根浇水是一样的道理。

4. 女人的问题，针灸也能帮上忙

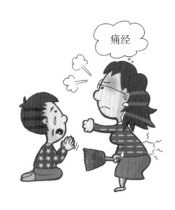

痛经

通过熟人介绍来到我这里的 L 教授是位四十来岁的女性，她一直有腰痛的毛病。她担心是椎间盘突出，所以到医院查了一下，结果什么都没有查出来。

"没有患椎间盘突出是万幸，但是我常常会腰痛，腰痛时非常难受。"

我给她诊断后，确定她是由于肾虚引起的腰痛，并为她做了针灸治疗。

治疗快要完成时，L 教授小心翼翼地开口问我："嗯……那个痛经……"

"嗯？"

"痛经也能用针治好吗？"

看着 L 教授难以启齿的样子，我估计她的情况非常严重。我等着 L 教授继续说下去："其实……我一到月经的时候就会变得十分暴躁。对学校的教授和学生们还好一点，但是对我的孩子却是非常残酷。不知道是不是疯了，会因为一些鸡毛蒜皮的事情打孩子，小孩被打昏过去也不是一两次的事情了。孩子昏过去后，我的脑子才会变清醒。每次都会抱着孩子下决心，下次再也不会这样了，但是一到月经期我又会失去理智。要是有能治好的方法，请您千万要帮我啊！"

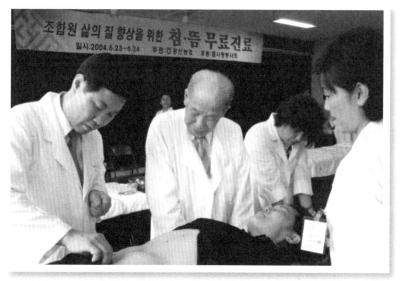

为全南海南郡黄山农协会的会员们进行针灸服务

L教授的腰痛是肾虚所致。在传统医学中，肾是先天之本，也是生命的根本。月经期出现性格暴躁的病根也在肾。

L教授的病是月经前综合征。月经前综合征是指许多身体、情绪、行动上的症状按照月经周期反复出现。简单地说，就是月经前或月经时会变得非常敏感，或会做出与往常不一样的冲动之举。据现代医学统计，40%以上的已婚女性会出现月经前综合征，5%左右的女性会因症状过于严重而影响日常生活。

月经前综合征的症状非常多样。最具代表性的就是乳房胀痛、浑身肿胀、体重增加、不安、紧张、情绪暴躁、毫无斗志、注意力下降、睡眠时间过长或失眠、食欲大振、头痛等。甚至有的女性会有偷盗行为，有的女性会无法克制感情。

月经前综合征是因肾虚弱而引起的。不仅仅是肾虚，心也非常虚弱。只要能明白"精"与"神"的含义，就会明白这个道理。传统医学中，精是生命之根，是让我们维持生殖活动和生命活动的基本物质。精是构成身体的物质，使身体充满润泽。它作为生命力的源泉，可以维持身体，延长生命，进入骨头里帮助生成骨髓和脑髓，并储藏于肾里。

神是实现人体生命现象的根本。中医学典籍《素问·移精变气论》中写道："失神者死，得神者生。"神是父母的精相结合生成的生命力，管理和调节情绪，向外部表现体内所发生的生命活动情况。

我们需要把握肾和心的五行关系。在五行论中，水和火是压倒、支配、克的关系，即水克火。换句话说，肾相当于水，心相当于火，肾可以压制和支配心。精虚无法压制神，肾虚无法控制心功能，就是这个原理。

有的女性若肾脏或心脏出现异常，受到精神上的刺激，也会导致月经前综合征。

现代医学无法为月经前综合征的患者提供有效的帮助。咖啡因、盐和糖会使月经前综合征变得更加严重，所以医生会劝告女性尽量少摄取这些食物。补充维生素、钙和镁等无机物，并坚持规律性的运动，可以让症状有所好转。现代医学只能做到这个程度，对无法正常过日常生活的患者只能开一些一时性的药物。

但是，针灸可以帮助女性彻底摆脱月经前综合征。在几个穴位进行针灸治疗，有些无法扎针的地方只需进行灸疗就能治好。对于这个疾病，灸是比针更好的治疗方法。

我为了给 L 教授补肾并消除月经前综合征，找到了几个要穴。对女性而言，这几个穴位是非常好的穴位，坚持灸疗可以疏通月经，消除痛经症状，并可以找回健康。除此之外，皮肤和发质也会得到改善。

首先采用无极保养灸，在足三里、曲池、中脘、中极、水道、肺俞、膏肓、百会穴上施灸。因为是女性生殖系统疾病，所以中极穴和水道穴非常重要。这种疾病对精神有所影响，所以百会穴也属于要穴。除此之外，还要选择阴经经脉汇聚的三阴交穴和肾气流入的肾俞穴。在天枢穴进行针灸治疗，还可以调理月经不调和痛经。

一个月后，我接到了 L 教授的电话。她说这次顺利地度过了经期，而且腰痛也好了很多。我再次对她嘱咐道："您这病可是患了二十多年了，现在可能会感觉比以前好多了，但真想全部治好，得需要一段时日。一定要坚持施灸啊！"

L 教授笑着回答："就算您不让我做灸疗我也会继续做的。有时太忙没能按时做，我的丈夫和孩子比我还着急，让我赶紧躺下，都抢着给我做灸疗呢！我找回了健康，丈夫和孩子比我更高兴。"

年轻女孩子也可能会出现月经前综合征，症状千差万别，轻重也有天壤之别。有的人会问，闭经是不是就万事大吉了？也不见得。月经不会那么轻易地离开，在最后的告别仪式中会不时地要性子，这就是女性更年期疾病。

更年期以闭经为特征，有些女性可以毫无异常地顺利度过更年期，但是大部分女性还是会出现更年期症状。有些症状还会非常严重，想要度过更年期需要付出很大的代价。

一般情况下，更年期出现的症状大都是轻易发烧、浑身疼痛、肩膀僵硬、膝盖疼痛等。有时也会出现慢性头痛、消化不良、心脏部位压迫等症状。

更年期症状中最具有代表性的症状就是忽冷忽热，即突然浑身发热，又突然浑身发冷、冒汗的现象。所以，45岁以上的女性若有这种症状出现，就有必要确认一下是不是更年期到了。

除了身体上的不适，更年期时情绪上也会出现异常。例如，对任何事情都没有兴趣，感到忧郁、厌烦，性格暴躁，心情好的时候会过分轻浮，厌烦时会对小孩子或家人发脾气或哭诉。有很多更年期女性会被丈夫或孩子硬拉到我的诊所来看病，那是因为家人们已经无法忍受其暴躁的性格了。

闭经之前就一直接受灸疗的女性，很少甚至不会出现更年期的各种症状。就算没有患病，也可以用无极保养灸来维护健康。

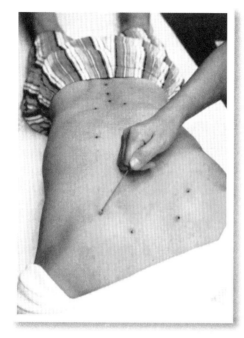

取半颗米粒大小的灸棒来进行灸治，施灸的部位会有些烫烫的感觉，治疗后整个身体如脱胎换骨

灸治部位太多，身边又没有人来帮忙时，可以自己在几个穴位上施灸——足三里、曲池、中脘、气海、关元。

气上升、血下降为大部分女性所呈现出的更年期症状。所以，用足三里穴来下拉上升的气，用曲池穴来提升血。在中脘穴上施灸可以增进食欲、助消化，让身体变得更加壮实、健康。艾灸肚脐下的气海穴和关元穴，可以助元气、补肾精。这样，整体治疗和病根治疗就可以同时进行了。

更年期障碍症状若复合性地出现，肾俞穴则是要穴。肾俞穴是助肾补精，使腰和脊椎更加壮实的最佳穴位之一。在肾气流入的肾俞穴上进行灸疗，就好比给枯萎的植物根部浇水。

脸发红、容易发烧的人，需要在心气汇聚的心俞穴上施灸。容易烦躁、情绪波动比较大的人，需要在百会穴上施灸。阴经经脉汇聚的三阴交穴对女性而言，是非常重要的穴位，理所当然地需要施灸。能够提高肾功能和维持女性生殖系统功能正常运转的水道穴和中极穴，也是在治疗上不可缺少的穴位。最后要在两乳头连线的中点处——膻中穴上施灸。膻中穴是治疗"火病"的要穴，患更年期综合征的女性碰一下膻中穴也会感到非常疼痛。因此，中年女性需要在膻中穴上持续施灸。症状再严重，只需要坚持施灸，就会收到不错的成效。

　　对于更年期综合征，现代医学只能用激素来强硬地运转五脏六腑。但是，灸可以让人体制药工厂——五脏六腑重新运转来制造激素。人体逆自然而行就会生病，针和灸就是让人体不逆行，从而驱除病魔的自然疗法。这绝对是值得推崇的治疗方法。

5. 有人说，"针灸师是活神仙"

有一次，一对中年夫妇带着未满月的婴儿走进了诊疗室。夫妇俩容光焕发、笑容满面地向我走来。看着他们我感觉似曾相识，但是总也想不起来在哪儿见过。

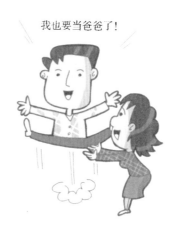

我也要当爸爸了！

"我们是来感谢您的，顺便来为孩子检查一下。"

"你们是……"

"哎呀，好像想不起来啊！哈哈，多亏您我们才成了父母啊！"

听到夫人这句话后我才恍然大悟，原来是去年因为不孕不育而到我这儿寻求治疗的一对夫妇。

我看着这对喜气洋洋的夫妇，回想起了他们第一次来到诊所的情景。夫妻俩结婚十年，感情非常好，却一直没能怀上孩子。为此他们很苦恼，吃过很多所谓的特效药，也走访过很多名医，但都没有效果。

当时我向这对夫妇推荐艾灸疗法。

"不用再过来了，在家里坚持施灸就好了。"

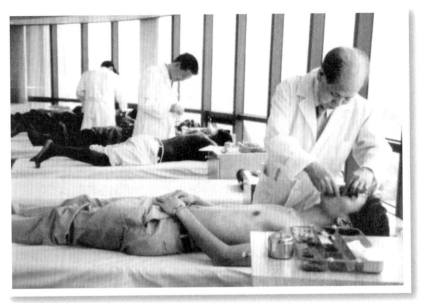
在首尔昌新洞为外国劳务人员开展针灸服务活动

这对夫妇听了我的话后十分惊讶："不用再过来了？"

"是的。俗话说，七年之病，求三年之艾。意思就是，可以用灸治疗长时间未愈的病。只要保持平常心，在家坚持施灸，就可以逐渐恢复健康。只要能使异常的部位找回健康，自然就会有身孕了。"

"但是……"

"灸位移位大或有时间的时候来一趟就可以了。几个月后就会有好消息了。"

但是，这对夫妇还是不到十天就来一趟。丈夫说他们已是四十多岁的人了，这次再失败就再也没有机会了。所以，他们严格按照我的嘱咐在家施灸。

有一次丈夫对我说:"我觉得这次一定能成功。"

"嗯?为什么呢?"

"身体状态好很多了。您也知道,不孕检查和人工授精对女人来说是非常艰难的过程,男人只需要提供精子就可以了,所以期间身体不适我也没有对妻子说。但是,那段时间我真的觉得身体很不舒服,觉得非常疲倦、非常累。开始施灸后,身体有了很大的改善,现在即使在医院做一整天的检查,第二天也能轻松起床了,腰也不痛了。"

果然和我诊断的一样,患者在不经意中说出的话会对医者提供非常重要的信息——丈夫肾虚。肾是先天精气汇聚的部位,肾虚容易导致疲倦,腰部也会感到疼痛。而且,肾是生命的根源,也是后代生命的根源。

而夫人的卵巢出现了异常。婚后不久,她因卵巢出现水疱而接受过药物治疗。之后一到排卵期就会感到针扎一样的痛,痛症会持续两三天。卵巢长水疱后无法顺利排出卵子,或无法排出正常、健康的卵子,因此导致了无法怀孕。

大部分夫妻不孕不育多是其中一个人出现了问题,像这对夫妇两个人都有异常症状的几率只有20%。医院的诊断将无法正常怀孕的责任归咎于夫人。丈夫的精子活动能力虽然有点弱,但是不至于导致不育。但我认为两个人都应该接受治疗。

对不孕症状来说,灸是比针更好的治疗手段。只需在最重要的几个穴位进行针刺治疗,然后集中性地进行灸疗,就能取得意想不到的疗效。因男人和女人的生殖器不同，所以夫妻二人的灸位也会不同。

对于男性来说，为了让男性生殖器变得更加壮实，应选择肚脐下的气海穴和关元穴、肚脐旁边的天枢穴、肾气流入的肾俞穴施灸。在气海穴和关元穴施灸，气力会明显提升；在肾俞穴施灸，精子数量会有惊人的提升。为了全身的健康，还应在肝俞、肺俞、膏肓、中脘、曲池、足三里穴上施灸。

对夫人的治疗则与丈夫有所不同，我首先找到了肚脐下的大巨穴。不出我所料，夫人平躺后，我发现她的大巨穴处有点鼓，这是因为卵巢肿胀引起的，这时我在距大巨穴往上一寸的外陵穴、腰下侧的上髎穴和次髎穴施灸。之后在能够让女性生殖器更加健康的中极穴和水道穴上进行针灸治疗，接着在位于腿部的三阴交穴上施灸。最后，为了全身健康而施灸，其施灸部位和男性相同。

男性不育和女性不孕的原因有很多种。男性不育的代表性原因是精子数量不足或精子的活动能力十分弱。睾丸或附睾、精子的通路（输精管、尿道）或其他生殖器异常的男性，也无法使配偶怀孕。

女性不孕的原因有子宫、输卵管、卵巢等生殖器发育不理想或畸形。卵巢功能不正常，无法排出健康的卵子或无排卵是女性不孕的代表性原因。传统医学认为，身体长期着凉或受到过度惊吓的人也很难怀孕。

经过一段时间的灸疗，那对夫妇终于如愿以偿，生了一个可爱的宝宝。我也为这幸福的一家感到由衷的高兴。

我确实治愈过很多不孕患者，但是并不是所有的不孕夫妇都能用针灸治好。对抱着最后的希望来到诊所的夫妇说"无子无忧"这样的话就等于是对癌症末期的患者摇头，这是我最不忍心做的事。

曾经有一对年轻夫妇因为不孕不育来找我。夫人满怀希望地对我说："我们结婚五年了，一次都没有怀过孕。有人对我说您是位非常神的医生，所以我们没有去医院，直接就来这里了。"

我从夫人的容貌中就已经猜出了病因所在，但是为了再次确认，我还是让夫人躺在了诊疗台上。和我预想的一样，夫人左侧的肩胛骨与右侧相比陷了下去，而且她的皮肤十分苍白，她的肺肯定出了问题。

"以前是不是得过肺结核啊？"

夫人有点惊讶，起身望着我。

"嗯，高中的时候。"

得到她肯定的回答后，我推测很可能是子宫或输卵管受到了结核菌的侵犯。我劝夫人到医院对子宫、输卵管和卵巢等部位做一个详细的检查。年轻的夫人不愿意，央求我说："还是您给我直接治吧！"

"还是得去医院确认一下。去医院检查一下，知道自己子宫情况后，我们再进行治疗也不迟啊！"

几天后，年轻夫妇再次来到了我的诊所。夫人说："还以为肺结核已经完全治愈了呢！没想到结核菌都跑到输卵管去了。现在知道原因了，可以治了吧？"

我叹了口气，摇了摇头说："听说过'无子无忧'这句话吗？"

"啊？"

"结核菌已经侵入了输卵管，输卵管被堵住了，卵子无法到达子宫。"

"那……就是说我无法怀孕了吗？"

年轻的夫妇顿时哭成了泪人。

人们一般都不相信，肺结核菌怎么可能跑到输卵管去呢？是不是淋病或梅毒啊？其实，肺结核是很常见的病，结核菌会到达我们身体的任何部位。除了肺以外，结核菌还可以通过肠或皮肤侵入。如果没有吐出含有结核菌的痰，咽下去的话就会进入胃，并且传播到肠、肾脏或生殖器，如果不及时治疗，后果非常严重。韩国虽然在绝育手术率上位居世界前列，但是也有很多因为无法怀孕而伤心的夫妇们。能用针灸帮助等待已久的夫妇们如愿以偿地获得一个健康的孩子，我感到由衷的高兴。而对那些用针灸也无法治好的不孕不育夫妇，我也感到很惋惜。

6. 针灸是治疗青春期疾病的好办法

1978 年秋，大丘市水生洞高二的女学生 B 已经昏迷 12 天了，一直没能醒过来。医院没能查出 B 昏迷的原因，医生们都已经束手无策，守着病床的家属们也精疲力竭。B 的大伯来找我出诊，我们一起来到了大丘。

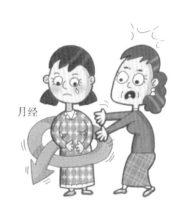

B 的父亲早已在医院门口等着我们。跟着他进入病房后，我仔细观察着躺在病床上打着吊瓶的 B。来的路上 B 的大伯给我讲述了 B 得病的经过，我对病因有了点猜测，我问 B 的母亲："您的女儿在月经期间有没有出现过异常啊？"

B 的母亲看了一下丈夫后说："孩子一般不会说那方面的话，所以……" B 的母亲接着说："虽然没有什么特别的异常现象，但是一到经期她就会变得非常忧郁，非常容易发火。昏迷之前也是突然发火，和哥哥大吵过一架。"

"没能好好关心女儿啊！"我诊着 B 的脉，自言自语道。

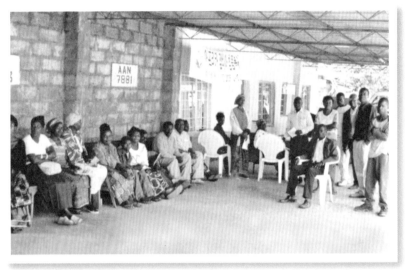

等待针灸服务的赞比亚居民

B 的父母亲没有说一句话，只是用哀求的目光望着我。

其实不用诊脉也可以知道这是因生殖器异常所致。女性月经期会出现很多问题。月经期精血流出，所以会很容易失去肾的精和肝的血，失去肾阴和肝阴的均衡，最终导致各种异常症状。

肾阴不足会导致肝阴不足，肝阳上升。肝阳上升会使人头晕眼花。这时过度发火，精神上受到刺激，就会使体内"着火"，更加损伤阴血。愤怒和冲击会使肝阳的火更加旺盛，肝无法去除火，心无法治理精神，最后导致昏迷。治疗的方法是让肝经泻点血，患者自然会苏醒。

我从针筒里取出一根三棱针。B 的母亲一见到针立即握住双手开始祈祷，并小声地自言自语道："一定……一定……一定要让她醒过来啊！"

位于手指尖或脚趾尖的井穴是让意识恢复的最佳穴位，足厥阴肝经的井穴是大敦穴。

我找到 B 的脚趾甲根部外侧的大敦穴后，对 B 的父母亲和大伯提前说明了一下情况。

"我会从脚趾甲旁边的穴位泻点血，大家不要惊慌。"

我吸了口气，对准大敦穴准确而又敏捷地扎下去。血开始一滴一滴地滴着，之后慢慢地流了下来。家属们在一旁焦急地等待着。我一边擦着血，一边倾听患者的呼吸声。

正当我换棉球的时候，我感觉到 B 的脚趾在动。我停住手上的事，仔细观察着 B 的脸。不一会儿，B 睁开了眼睛，B 的母亲"啊"地轻喊了一声。

"喂！你这个丫头！让我们担心死了！" B 的父亲兴奋地喊了起来。

家属们一齐围到了病床旁边。B 还不知道发生了什么事情，只是躺在那里眨着眼睛。B 的母亲早已泪流满面，激动不已。突然，B 皱着眉头跳了起来，家属们都吃了一惊。B 从病床上下来的同时小声地说："快尿裤子了。"

那天晚上，B 的家属们立刻就给她办了出院手续，让我到家里继续给她做治疗。我对家属们说，B 现在已经醒来了，就没有什么大碍了，只要好好吸收营养，恢复元气就好了。但是他们还是硬把我留下来，让我照顾她一晚上。

B 的父母在办理出院手续时还遇到了一些小麻烦，医生不愿意让 B 出院。双方为此还起了争执。

B 的父亲对医生说："不用再多说了，赶紧给我们办理出院手续吧。"

医生觉得非常离谱，盘着胳膊说道："既然都已经住院了，总得知道是什么病后再出院啊！"

"你那是什么话！"B 的母亲走到医生面前大声理论："那你们连什么病都不知道就直接给她打针了吗？"

医生哑口无言。

一直站在旁边听的我走出了病房，远离了他们的争吵。其实也不是什么大病啊，一针就能缓解了。之后只要坚持做灸疗，她就能恢复健康了。

其实，青春期的孩子都有身体或精神上的困惑。如果自己的女儿正值青春期，父母们必须铭记一点：女人会有三次出生，第一次是从母亲的肚子里出来与这个世界见面，第二次是成为真正的女人的青春期，第三次是以闭经为特征的更年期。

青春期的男女都会有症状，但是女性比男性严重好几倍。女孩的身体正在准备转变为真正的女性，这种准备过程是非常伟大而艰难的。所以，女孩青春期的身体变化是非常大、非常快的，身体虚弱的孩子无法赶上变化的速度。精神上也是一样，如果精神无法赶上身体的变化速度，就容易失眠、烦躁、发火，变得十分敏感，甚至还会有忧郁症或精神隐患。

大部分的父母都经不起变得过度敏感的孩子的折腾，硬拉着孩子来到我这里。有些孩子因为痛经都没法上学，严重的时候甚至会自言自语或产生幻觉。

青春期的疾病大多源于肾异常。女孩步入青春期的标志——月经，也是由肾左右的。因此，在治疗女孩青春期病症时，要将肾与肝一起调理，因为肝具有储藏和调节血液的功能。

在五行论中，肾是肝的母亲，两者具有水生木的关系。肾代表水，肝代表木，肾孕育、保护并且帮助肝，它俩是水生木的相生关系。肾和心是水克火的相克关系。

想要治疗青春期女孩的病，就要把百会穴、膻中穴、肾俞穴当作要穴。此外，再配合心俞穴和天枢穴来助心，并在阴经经脉相交的三阴交穴上进行针灸治疗。为了全身的健康，再配合无极保养灸。

女孩子的乳房开始发育的时候，是给女孩子施灸的最佳时期。这样的话，女孩子的青春期可以健康、顺利地度过，而且个子也会长得很高。

痛经

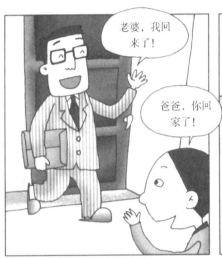

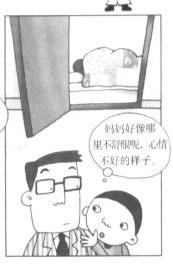

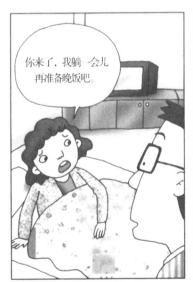

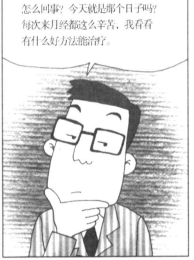

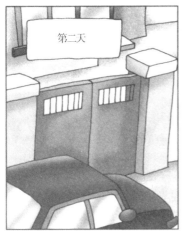

第二天

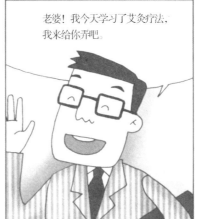

老婆！我今天学习了艾灸疗法，我来给你弄吧。

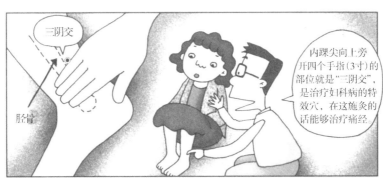

三阴交

胫骨

内踝尖向上旁开四个手指（3寸）的部位就是"三阴交"，是治疗妇科病的特效穴，在这施灸的话能够治疗痛经。

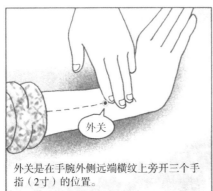

外关

外关是在手腕外侧远端横纹上旁开三个手指（2寸）的位置。

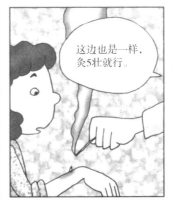

这边也是一样，灸5壮就行。

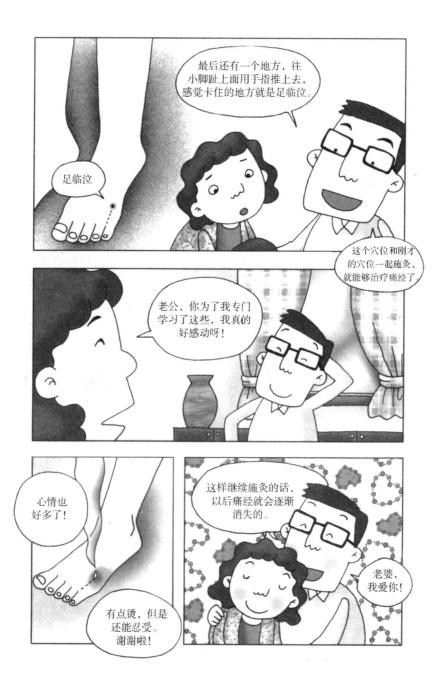

7.针灸可以让我更"男人"吗

中年夫妻常会遇到一件难以启齿的尴尬事。中年男人大部分在行房事时力不从心，常会一瞬间失去阳气，无法勃起。一般情况下，阳气一时消失是可以自然恢复的，但恢复的时间与程度因人而异。有些人可以在两三天内恢复，有些人则需要更长的时间，

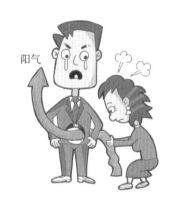

甚至还有些人会无法恢复。但这并不是一件值得苦恼的事，因为有种方法可以很容易地解决这一问题。

银行职员 K 就遇到了这种情况。K 当时是来我的诊所治疗手腕扭伤。治疗结束后，K 犹犹豫豫地问我："医生，我想问一下，就是……男人精力不足时该怎么办？"

看他尴尬的表情，我一下子就明白了他的意思。他曾经说过自己今年 38 岁，我猜到他遇到了中年男人肯定会碰上的那个坎儿了。还没等我回答，他又开口问我："吃点补药的话应该能恢复吧？听说蛇对男人的精力有帮助，确实是那样吗？去医院治疗是否会好一点？怎么样才是最有效的方法呢？"

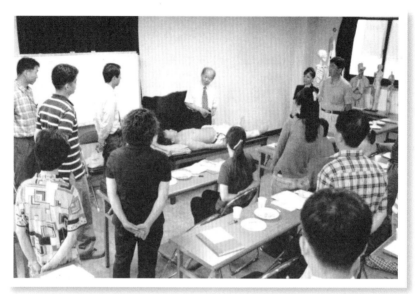
正在为针灸协会的会员详细讲解针灸的穴位

　　像这样的问题很难回答。到底要站在哪一边呢？药物或是物理疗法，用科学证明过的或是没经过证明的，只要是长时间流传的方法都有着自己的道理，很难说哪个是最有效的。况且他说的方法我都没有一一试过，所以我更无法给出一个不负责任的答案了。

　　我只能告诉他，我是针灸师，其他的治疗办法我并不太了解，但是针灸可以治好他。

　　灸可以轻而易举地解决他的苦恼。像 K 这样无法勃起的症状可以用灸治疗。恢复时间大概是两三天，之后如果继续坚持施灸，阳气就会非常旺盛。看我推荐灸疗，K 感到非常惊讶："那个病也能用灸治好吗？"

事实上，灸是恢复阳气的最佳方法，而且快速、有效、费用低廉，在家就可以自己进行治疗。灸疗的方法非常简单，每天在肚脐下的关元穴和气海穴上施半颗米粒大小的灸就可以了。

男人一到中年，房事就像是一场赌博。虽然可以带来期待和趣味，但最终常常会以失败而告终。在赌博上失去全部财产就会毁掉家庭，在房事上过度失去阳气就会毁掉身体。

对于房事过多的男人来说，很容易患上中风。因中风来我这里治疗的男人，大多在中风前几天有过房事。纵欲过度的男人往往会在病床上度过晚年。

有人会问我："什么程度叫作房事过多呢？"

其实，这是因人而异的，因年龄不同也有差别。但也有一个基准，这个基准就是因房事耗费的能量再充满的时间。若比这个时间短，即在能量充满之前行房事的话就属于房事过多。

有一种判断男人阳气周期的方法，以年龄的第一个数字的平方来计算阳气再充满的天数。20 岁需要 4 天（2×2），30 岁需要 9 天（3×3），40 岁需要 16 天（4×4），50 岁需要 25 天（5×5）。按这个方法来计算房事周期的话，20 岁时一个星期一两次，30 岁时大约十天一次，40 岁时一个月一两次，50 岁时一个月超过一次以上就属于房事过多了。

男性的勃起能力会随着年龄的增长而衰弱，特别是房事过多的话，衰弱得更快。

有的人会有这样的疑问："壮阳药物不就是为了给男人补阳气

的吗？”

是的，现在市场上有许多补阳气的药物和方法，但是效果却良莠不齐。因此，我认为最好的方法还是灸。每天施灸的人，阳气再充满的速度十分快，就连房事后必然而来的疲劳也感觉不到。灸不仅疗效快，而且持续的时间也很长。再好的药也不可能永远服用，但灸却可以每天都做，强身健体。

55 岁左右的 L 在妻子病逝后娶了个年轻的姑娘，才过了 5 年，他就基本无法勃起了。为此，他去医院打过激素针，吃过药，做过指压疗法，也尝试过其他偏方治疗，但始终没能见效。正当他为此苦恼时，有个朋友建议他来我这里看一下。

像 L 这种情况，只灸一次也能马上见效。他做完灸疗后的第二天，满面春风地出现在我的面前。他说清晨时自己开始勃起，感觉又回到了年轻时，高兴得都合不拢嘴。

勃起能力减弱时，在腰下的上髎穴和中髎穴上施灸能够迅速恢复、增强性功能，而且最好是夫妻双方一起进行灸疗。否则双方无法保持均衡，会激发矛盾。

L 是因房事过多，加上为了满足年轻妻子的需要，产生了心理和精神疲劳，最终压制了勃起中枢，导致无法勃起。我为他进行了无极保养灸，以调理全身的功能。在曲池穴、足三里穴和中脘穴施灸，可使气血平衡；在气海穴和关元穴施灸，可以助元气；在肺俞穴和膏肓穴施灸，可促进新陈代谢；在百会穴施灸，可助头部的血液循环，使精神疲劳得到恢复，并最终使症状得到根治。

灸治一个多星期后，L 对我说："全身变得很轻快，不再感到疲劳，身体也感觉变结实了。胃口很好，睡得也很香。其他的且不说，光是小便舒服就已经让我很开心了。"

8. 大多数疾病都是生活习惯病

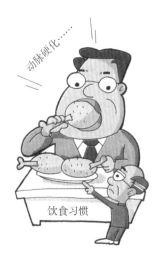

"做完心脏手术快一年了，还是感觉胸口很不舒服。"

"为什么都动完手术了还会这么痛呢？我都问过医生好几次了，是不是手术出现了什么问题，医生只是反复回答会有这样的可能，并没有给我一个直接的答复。"

因严重的动脉硬化症而开刀的 P 刚满 50 岁，是一位比较年轻的患者。P 平时非常喜欢吃肉，每顿饭都少不了肉，所以 P 才会比同龄人更早地患上这种病。他来找我治疗时，我对他说："你最好还是改变饮食习惯，肉吃多了并不是什么好事。平时还需要进行适当的运动，不然针灸也无法治愈你的疾病。"

P 有些惭愧地低下了头，他自己也知道很难改掉那种天生的饮食习惯。

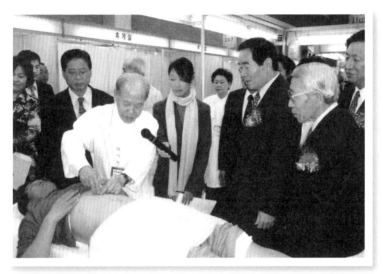
在韩国经济报社举办的 "Silver Fair" 活动中进行免费的针灸服务

大多数的疾病都是由我们平时不良的习惯引发的。日本人把成人病叫作生活习惯病，这是非常恰当的词汇。现代工业使我们的生存环境遭受了不同程度的污染，而农村居民生活在水清、空气好的环境里，他们患上鼻炎、哮喘或过敏性皮肤病的几率比城市人要低。不过，农村居民患上肌肉痛或肌肉系统疾病的几率却比城市人高许多。他们经常在田里弯着腰或蹲着干活，再强硬的关节和肌肉也得出毛病。

城市人经常会受到各种神经性疾病或文明性疾病的困扰。近十年来，患呼吸道疾病的小孩子越来越多，很多青少年患有慢性鼻炎或慢性鼻窦炎等疾病。经常吃油腻的东西，再加上不怎么运动，造成了肥胖、高血压、糖尿病、动脉硬化等疾病的普遍流行。

现代医学将高血压和动脉硬化视为中风的病因之一。动脉硬化就是血液中的胆固醇量增多，沉着在血管壁上而引起的。

动脉的任何部位都可能引发动脉硬化。在脑动脉引发动脉硬化，会导致脑死亡；在冠状动脉引发动脉硬化，会导致心肌梗死或心绞痛；在肾脏出现严重的动脉硬化，会产生肾硬化症状；下肢动脉中出现动脉硬化，导致血行低下，会引发严重的痛症；毛细血管出现动脉硬化，会引发高血压，之后就会开始恶性循环，其他的动脉也会出现硬化。

P的心脏动脉的硬化症状比较严重，从而引发心肌梗死的几率也变得非常高。随着动脉硬化日益加剧，P只要稍微动弹几下就会气喘吁吁，稍微逞强就会感到心脏剧痛，现在P已经无法随意运动了。

"开始的时候就好像脖子里卡住一张纸一样，呼吸有点困难，但是后来越来越严重了。手术之前就好像有什么东西一直在搅心脏似的，还以为就要去见阎王了。实在支持不住了，只好听医生的劝告动了手术。"

他去医院做了换血管的手术。手术去掉已经衰老而且硬邦邦的部分血管，并把小腿上粗壮的血管取来代替。

但问题并没有得到解决，手术成功并不代表痛症也会完全消除。依我多年行医的经验来看，70%以上因动脉硬化接受血管更换手术的患者会抱怨手术后胸部疼痛，背部中间部位也会十分酸痛。

P也是因为痛症来找我的。

为了缓解肩部、颈部、背部和侧腰部的紧张，我首先选择了肩外俞穴和至阳穴进行针灸。痛症是因心脏异常而引起的，所以我选择了心气流入的心俞穴、背部的膈俞穴、肩胛骨上端的天髎穴来疏通堵住的气。肺和心根据五行论的原理是相克关系，属火克金。为了同时治理肺脏和心脏，我对膏肓穴进行针灸，同时通过针刺肩胛骨的天宗穴来助肺气，并且治疗肩膀痛症。最后，通过针刺位于天宗穴上面的秉风穴来防止风邪侵入，因为动脉硬化是引发中风的主要原因之一。

在膻中穴进行针灸治疗，可以补心气；在气海穴和关元穴进行针灸治疗，可以补充元气；在足三里穴和曲池穴进行针灸治疗，可以调理全身气血，使之恢复平衡。

治疗结束后，P的胸部和背部的痛症全部消失，P感到十分高兴。我劝P每天在家进行灸疗，以巩固疗效。

"现在可能感觉痛症全部消失了，但是过几天痛症还会复发。你的病需要长时间来治疗。每天进行灸疗，就会逐渐消除胸部和背部的痛症，血液成分也会改善，血管也会逐渐恢复健康，防治动脉硬化或心绞痛等心脏疾病。"

"只要能够摆脱可怕的痛症和手术，我什么事情都可以做啊！"说完，P走出了诊疗室。

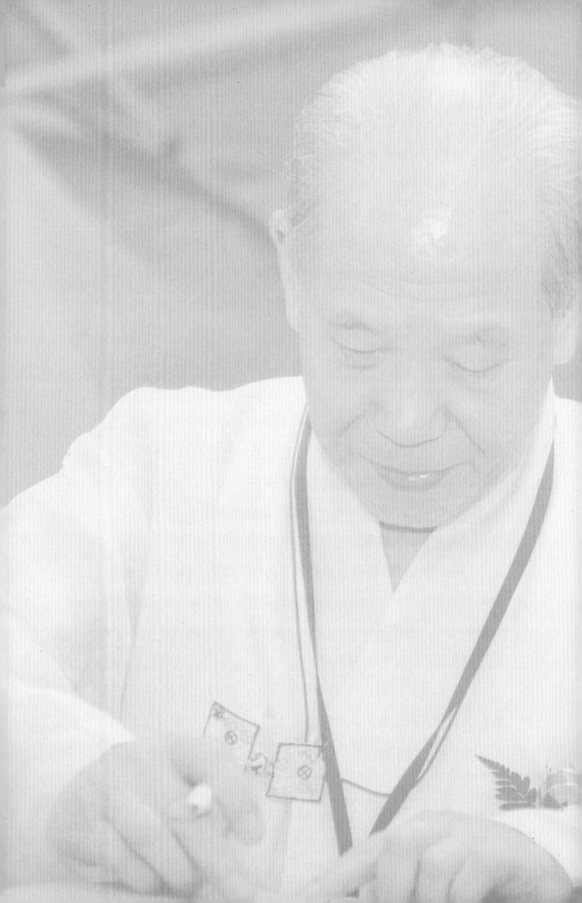

第三章
针灸师是会走路的医院

医学之父希波克拉底说过：用药无法治愈就用铁来治，用铁无法治愈就用火来治，用火无法治愈就没办法了。许多西医坚信，铁是手术设备，火是激光。而事实上，铁可能是针，火可能是灸。

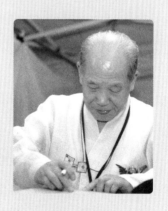

1. 灸是很好的医术

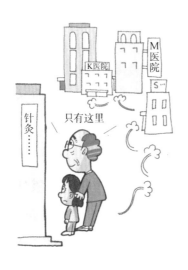

有一次，一位老爷爷带着发高烧的孙女来到了我的诊所。孙女的身材十分瘦弱，面无血色，而且一直在颤抖。老爷爷一见到我就开始哀求："请您救救她的命吧！"

与我年龄相仿的这位老爷爷曾经是一家医院的院长，退休后自己开了个诊所。现在才上初一的孙女患上了再生障碍性贫血，老爷爷带着孙女几乎跑遍了韩国所有的著名医院，但始终没有治好孙女的病。

老爷爷是在 J 大学 P 教授的介绍下来到我这里的。P 教授在灸疗的帮助下治愈了椎间盘突出，之后他一见到生病的人就会推荐灸疗，甚至自称是一位灸疗传教士。

我仔细观察了一下孙女后问道："是不是很挑食啊？"

老爷爷在旁边替她点了点头。

患有再生障碍性贫血的人，有很多不能吃的和不喜欢吃的东西。疾病的根源就是这种饮食习惯。再生障碍性贫血是使造血能力降低的疾病。血液里的血小板会减少，血小板不足会导致各种贫血症状，出血时很难止血，也很容易感染，引发其他疾病。

老爷爷长长地叹了口气："孙女生病，我作为一名医生却只能在旁边看着，顶多只能给她输血……医学就只能做到这一步吗？我真的很难过。"

"人类的任何医术都是有限度的，不管是传统医术还是现代医术。"

同样作为医者，我非常理解老爷爷的心情。我也遇到过很多无法救治的患者，伤了大脑成为植物人的患者，突然猝死的患者……每次看到病情严重的患者，我却无能为力的时候，真想马上打理行装，进山隐居。或许这世上有能治愈这些疾病的方法，只是因为我不懂，只能眼睁睁地看着患者痛苦难过……

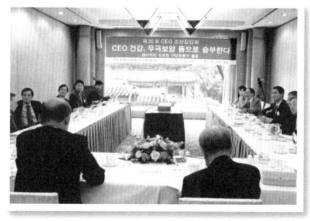

在 CEO 早餐集谈会上举行无极保养灸讲座

老爷爷抓住了我的手，说："我听说针灸能治很多病，您是非常著名的针灸师，所以我带孙女来到了这里。现在能救我孙女的只有针灸了！"

"您想得很对，您来对地方了！"

像再生障碍性贫血这样的血液病，灸疗是很好的医术。因为灸可以给细胞添加活力，帮助血液循环，更可以改变血液成分。

日本医学界早已证明，几个月的灸疗可以增加红细胞和白细胞的数量，还可以增加使血液凝固的血小板数量，血液中的免疫物质也会逐渐增多。再生障碍性贫血是使血液中的血小板减少，出血时不易止血，致使血液逐渐不足的疾病，所以灸是治疗此病的有效手段。

我也握住了老爷爷的手，说："请您放心吧，您会看到灸的真正威力。"

老爷爷用力抓着我的手频频点头。

孙女从初次月经开始就出很多血，出血持续了将近两个月。因此，必须得先止血。子宫出血由主管生殖器的肝来管理，所以应在足厥阴肝经的主要穴道——大敦穴上进行灸治。一般情况下，在大敦穴上扎针或施灸，子宫出血会很快停止。但是，她的血小板也出现了异常，所以需要一个星期到十天左右的治疗才能止血。治疗期间，扎针的部位也很难止血。

止血的同时还要造血。身体里的五脏六腑就是生产工厂，可以造出身体所需的营养物质和血液。同时，它们还是生产出能够战胜病魔的各种药品的制药工厂。所以，让五脏六腑变得更加强壮就是一种治疗。有再好的设备也需要有原料才能启动生产线，而原料就是食物。多吃食物才是最重要的治疗。

首先，要让储藏血液和清洁脏气的肝变得更加壮实。所以，应在肝俞穴上施灸，以清洁血液；在肝元气流淌的太冲穴上施灸，使血液储藏功能更加活跃。

脾主管造血，所以需要在脾气流入的脾俞穴上施灸，使脾变得更加健康。此外，生殖器出现异常，也容易使肺出现异常，引发气急症状，所以要在肺俞穴上施灸，使肺变得更加健康。

血液不足会给心带来负担，使心发热，所以需要在手厥阴心包经的内关穴上施灸，以助心治热。因为是子宫出现了异常，所以要在三阴经的交会穴三阴交上施灸，帮助肝、脾、肾治疗子宫。之后在大肠之气汇聚之处——天枢穴上施灸，使子宫功能通畅。

小孙女现在已经是气过度上升、血下降的状态。因此，还要通过进一步调理，实现身体整体的均衡。要通过灸足三里穴来下降过度上升的气，通过灸曲池穴来使血上升。最后，在肚子上的中脘穴施灸，提升食欲，补充营养。

在治疗过程中，老爷爷一直抓着孙女的手。孙女一直很坚强，为了不让爷爷担心，她一直咬牙坚持治疗。看着孙女这样，老爷爷更加心疼了。

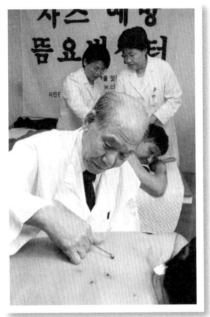

特别开设的"非典"预防灸治中心

"孩子，灸可以治好你的病。加油啊！我们一起努力。"老爷爷说道。

我也一直鼓励她："灸是很好的医术，相信我，一起好好治疗，好吗？"

孙女微微笑了一下，点点头。

第二天，孙女的表情变得轻松多了。一起来的老爷爷也很兴奋，他只知道灸的效果很好，并没有想到这么快就会见效。孙女昨晚睡得很好，整晚都没有发烧，第二天早晨也醒得很轻松，说看到这些他感觉非常惊讶。

第八天的时候，孙女小心翼翼地说："血好像止住了。"听到这句话后，老爷爷兴奋地抓住孙女的手喊道："这次你有救了！"既然已经止住血了，那现在就要开始造血了。让五脏六腑变得更加壮实后，再均衡地摄取食物和营养，血自然而然就会造出来了。当务之急，就是要帮助挑食的小孙女摄取食物，助消化。

我把灸疗的方法教给了孙女的爷爷和父母，让他们在家里好好做治疗。老爷爷坚信灸疗可以救孙女的命。

"医学之父希波克拉底说过这么一句话，用药无法治愈就用铁来治，用铁无法治愈就得用火来治，用火无法治愈就没有办法了。这是什么意思呢？从现代医学的角度看，铁应该是手术设备，火应该是激光了。做了多年西医的我一直这么坚信。但是我现在才知道，铁可能是针，火可能是灸。"

老爷爷不愧是有经验的医生，科学地掌握了灸的原理。灸是通过火烧灼，在人体中造出有药效的物质，并使身体吸收。老爷爷因为自己过去对灸漠不关心而惋惜不已。

在家开始施灸后的第15天，老爷爷在综合医院检查了孙女的血液后向我汇报："我带孙女到医院检查血液的时候，医生看到灸痕立即向我发火，指责我说怎么能让一个没法止血的患者留下伤口呢！我对他们说，我也是行医几十年的医生，我知道其中的利害关系。那个医生听完尴尬地闭上了嘴。结果，您知道血液检查的结果怎么样吗？红细胞、白细胞和血小板的数值都比上次检查时增加了。哪有比这还开心的事情啊！在现代医学中，再生障碍性贫血属于疑难病症，所以医生也很纳闷怎么会有这好的结果。"

老爷爷已经深信灸的能力，但是看到血液检查结果时还是感叹不已。

六个月后，老爷爷用灸治好了孙女的病。以前曾经一个星期输血两次以上才能维持生命的孙女，现在已经完全和正常人一样了。看到血液检查结果的那一天，老爷爷带着儿子、儿媳妇、孙女来道谢，最后还向我嘱咐说："这个孩子结婚的时候一定要请您来当证婚人啊！"

我非常开心地答应了。

第二年，孙女在校内辩论赛中拿到第一名，之后老爷爷就再没有联系我了，我也没有他们的任何消息，但我并没有感到遗憾，因为对患者来说，没有消息就好消息。

2. 针灸师是会走路的医院

那是 1955 年发生的事情，已经过去很久了，但我一直记忆犹新。有一天，一位中年女子小心地推开针灸诊所的大门后问我："您是治好断脖子骨的 K 的那位医生吗？"

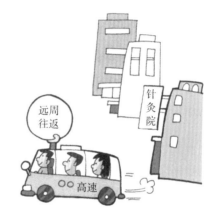

我还没回过神来，那个女人继续说："就在这前面 Y 外科医院住院的 K 还记得吗？夫妻吵架的时候弄断脖子骨的木匠 K 啊！"

我这才想了起来，原来是说性格怪僻的 K 木匠啊。K 是与妻子吵架时压不住自己的脾气，头撞到了墙壁，颈椎骨折后在我的针灸诊所附近的 Y 外科医院住院的患者。当时他胸部以下全部麻痹，我到医院为他做了针灸治疗，K 的病情有了很大的好转。

"我们家孩子他爸也正在 Y 外科医院住院，病却一直治不好，我们只好出院回家了。但是那个医院的患者们说我丈夫的症状和 K 十分相似，所以我过来找您。"

中年女子说自己的家住在原州，求我到原州出诊。当时我有些犹豫，因为那时交通不便，去一趟要花费许多时间。但是夫人恳切的请求又让我无法拒绝，最终还是答应了出诊。

几天后，我来到了患者的家，患者 P 是位摄影师，有家相当规模的照相馆。因为照相馆位于女子高中附近，所以 P 揽下了这所学校所有的校方活动，经常会在开学仪式、运动会、春游等活动时负责拍照。有一次休学旅行时，他作为专属摄影师也跟着学生们去了，结果途中遇到了大型巴士事故，P 在事故中颈椎骨折，造成了现在的全身麻痹。

我看到 P 的时候，他已经接受了好几次胫骨手术，脊椎完全麻痹，大小便无法自理，P 的身体早已是千疮百孔，浑身都是手术缝合的痕迹，褥疮一直在流着脓水，身上插了导尿管、排便管、排泄袋。万幸的是，P 的意识还非常清醒。

看着 P 的状态，我在心里叹了口气。我知道与木匠 K 不一样，P 没有可能再站起来了。事故已经过了很长时间，而且接受了好几次胫骨手术，已经失去了胫骨原形。其中一个严重受伤的胫骨已经被去除了。我犹豫了一会儿，还是决定把实情说出来："很困难，再次站起来行走已经基本无望了。"

P 的妻子感觉就像天快要塌下来一样，伤心地哭了起来，P 也只是静静地待在一旁。过了好一会儿，P 终于开口打破了沉默："知道了，就让我少受点罪吧。"

我在 P 的阿是穴上施了灸。外伤是皮肉伤，与五脏六腑不同，因此在受伤的腿和疼痛的部位寻找阿是穴是治疗的关键。

　　骨头由肾主管，所以我选择了在肾俞穴上施灸，并在阳陵泉穴上进行针灸治疗，是因为阳陵泉可以补益连接骨头的筋肉之气血，并且是筋气汇聚的地方。同时，在主管骨头和骨髓的悬钟穴上施灸。

　　P 在插导尿管时留下了两处伤口。第一次插得不准，所以把管拔掉后重新插了一下。第一次插管的部位没能愈合，一直在流脓。我先在穿孔的部位和管的连接处施了灸，接着在褥疮严重的部位周边也进行了灸治。治疗后不久，P 的褥疮慢慢就好了，不再流脓，也结了疤。P 也感觉舒服了许多。

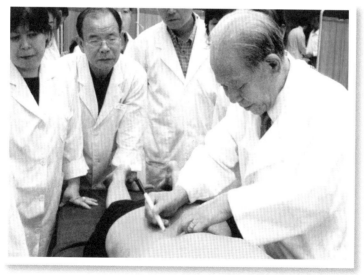

为针灸服务团的成员们演示寻找灸位的方法

　　在为 P 治疗的过程中，我留在原州的时间渐渐地多了起来。

患者们听闻我的治疗效果后，一个接一个不停地过来看病。后来我被患者们抓住脱不开身，没时间回首尔，只好直接把针灸诊所搬到了原州，每周日才回一趟家。不知不觉这样的生活延续了七年之久。我没想到会在原州待那么长的时间，孩子们都在家里上学，所以也不能轻易搬家，只能原州、首尔两地来回跑。

1961年"5·16军事政变"后废除了针灸师制度，我也结束了在原州的生活。我为了参加复活针灸师制度运动，回到了首尔。

3. 美丽的秘诀就在针灸师的手里

有些美人的肤色非常好，皮肤细腻、光滑、滋润。秀气的容貌也是因为有好皮肤作陪衬，五官再端正的人，如果皮肤粗糙也不会好看到哪儿去。

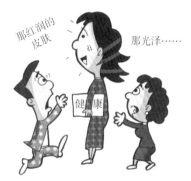

所以说，皮肤对人的外在美的影响是极大的。滋润、充满生机的皮肤，会使人美丽并充满活力。

要想拥有好皮肤，就需要使血液循环通畅；想让血液循环通畅，就必须要有健康的身体。这就是埃及艳后克丽奥帕特拉美丽的秘诀。据说埃及艳后为了让皮肤变美丽，创造了独特的沐浴法、按摩和指压法，都是为了使血液循环通畅。

按摩和指压法跟针灸学上的经穴原理十分相似。所以，变美丽、变年轻的秘诀在针灸师的手里。听起来可能有些不可思议，但这是事实，美容实际上是以针灸学中的经络治疗原理为依据的。

皮肤粗糙时观察一下脖子，是否酸痛或有肉疙瘩。皮肤粗糙时，脖子上往往会有肉疙瘩。那是因为脖子是连接脸部的经络要道，一旦脖子上有肉疙瘩或酸痛，在肌肉中穿过的神经、血管或淋巴管会受到压力，从而引起脸部血液循环障碍或自主神经障碍。

若想拥有一张漂亮的脸蛋，就必须解开脖子上凝结的肉疙瘩，使经络流通变得更加通畅。用手指轻轻揉搓或用指压解除脖子酸痛也可以。其实，用针灸来调节经络流通，是较为快捷有效的方法。

在脖颈上侧的天柱穴上扎针，脖子的酸痛就可得到缓解甚至消失。想要使脸部血液循环畅通，选择曲池穴扎针则较为有效。再配合针刺对整个面部都有效的足三里穴和合谷穴，效果会更佳。

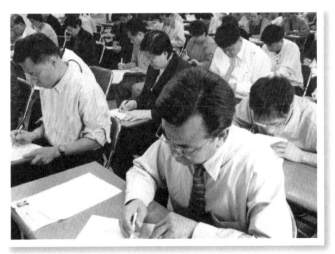

"爱针灸"主办的针灸师资格考试

皮肤经常受大肠的影响，天枢穴是大肠之气汇聚之处，不仅可以改善皮肤，还可以预防便秘；中脘穴可以促进消化，改善皮肤的营养状态；关元穴可以帮助皮肤吸收营养；气海穴可以提升原气。

人体中有许多对皮肤有害的毒素，在肝俞穴扎针可以起到解毒作用；针刺肾俞穴可以排毒；肾俞穴旁边的志室穴可以促进激素分泌；手腕上的养老穴可以维持皮肤的弹力。

二十五六岁的 H 女士就是针灸美容的受益者。H 女士开始来我这里不是为了美容，而为了治疗痛经。

女性美从何而来？就是从子宫而来。女性一旦有了健康的子宫，疾病就会远离，由内而外散发着美。

相反，子宫疾病引发的月经不调、痛经和更年期综合征，会导致女性忧郁或皮肤粗糙。用针灸治疗子宫会消除这些症状，使心情变舒畅，皮肤也会富有弹性。

我考虑到 H 是未婚女性，所以治疗时以针刺为主，只在能让子宫变得更加健康的中极穴上施灸。虽然只是半颗米粒那么大的灸痕，但我还是非常小心。不过，H 女士还是不肯让我施灸，因为这个我们稍微争执了一会儿。

"施灸的话会留下伤疤，很难看的，非施灸不可吗？"

所有的女人都不希望在自己的皮肤上留下任何痕迹，H 女士也不例外。但是，要治疗她的病症，施灸是必不可少的。半颗米粒大小的灼伤可以使血液成分产生变化，让身体更加健康。虽然难免会留下灼伤痕迹，但也不会太难看。如果小小的灸痕可以让身体的其他部位变得更加漂亮，这点牺牲我想也是很值得的。经过我的劝说，H女士终于同意施灸了。

针灸治疗1周后，H女士顺利地度过了经期，没有出现痛经症状。我建议她回家后继续在中极穴上施灸。

"在中极穴上长期施灸，子宫会变得更加健康，各种子宫疾病也会消失，其他疾病也会远离你，你的肤色也会变得更加漂亮，试试吧！"

两个月后，H女士满脸笑容，再次来到了我的面前。

"医生，和您所说的一样，人们都说我变漂亮了。"

只要是按我的话进行灸疗，就能体会到它的好处，并且会喜欢上灸疗。H女士告诉我，她不再痛经了，身体也变得非常轻松，心情也很愉快。她还问我："想要变得更漂亮的话，还需要在哪些穴位上施灸？"

我问她："以后你的老公要是不喜欢你的灸痕怎么办？"

她干脆地回答我："我不需要爱美貌不爱健康的新郎。"

4. 千亩良田与医者之道

我一直认为针灸是很好的医术。对于针灸师来说，只要有一盒针和一把灸，去世界任何角落也不会担心。所以人们常说，针灸师是会走路的综合医院。

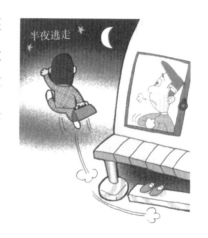

整天过着被患者围得团团转的日子，偶尔我会想到外面的世界去走走，旅行也是我最喜欢做的事。在江原道旅行时发生了一些事情，至今让我记忆犹新。

傍晚时分，过了横城郡，来到了一个村庄的村口。我在商店休息了片刻，顺便向店主打听晚上可以留宿的地方。就在这时，我看到商店主人皱着眉头，表情痛苦。

"那个人肯定是哪里不舒服。"

作为医生，我无法改掉职业病。我忍不住问了她到底哪里不舒服。

"牙齿实在太疼了，连饭都吃不了。"

看着她这么难受，我有些不忍心，便想为她治病。

"大婶，我可以用针祛除您的牙痛，想试一下吗？"

那个大婶一听到扎针吓得把身子缩成了一团，急着避开我。但在旁边的大叔高兴地问我是不是医生。他说："要是能把她的牙痛治好，我别无他求了。"大婶想了一会儿后说："扎针要是不那么疼的话，我就试一试。"

大叔责怪地说："还有什么比牙痛更痛的呢？扎针能治好的话还怕什么痛呢？"

"大婶，您别害怕扎针。现在针灸医术发展了，可能会有些针感，说扎针疼都是很久以前的说法了。"

祛痛是针灸治疗中的基本原则。上齿疼痛时针刺穿过上齿部位的足阳明胃经的代表穴足三里和脚腕前侧的解溪穴。足三里穴具有止痛作用。同时还要配合脸上的颧髎穴、鼻翼旁的巨髎穴和耳垂后面的翳风穴进行针灸治疗。

下齿疼痛时针刺穿过下齿部位的手阳明大肠经的代表穴——合谷和曲池，它们的止痛作用最为明显。在此基础上，再配合颊车穴、下关穴和翳风穴来进行针灸治疗。

做完针灸治疗后，大婶的表情变得明亮多了。牙痛突然间消失反而让她感到有些不适应，她揉揉脸颊，惊叹道："哎呀，真的好神奇啊！"

大叔一看到大婶的牙痛真的消失了，马上扶着腰，说腰疼，求我给他也扎几针，并把我留在他家里过夜。恰好我也在寻找留宿的地方，索性就在他们家里住上一晚，也顺便给他们治病。

大叔扎完针后，腰痛完全消失了，非常高兴。不一会儿他似乎突然想起了什么，让我马上跟他一起出去救人。原来这个村庄有一位姓崔的大婶得了重病，危在旦夕。大叔认为我是一个神医，肯定会有办法救崔大婶。

崔家在村里是名门望族。进屋后，主人崔先生不停地哀求："求求你，救救我媳妇吧！"

崔先生一边告诉我他妻子生病的经过，一边叹气。他说，为了治好妻子的病，他们想尽了一切办法，服用过民间偏方，请过有名的道士，去过巫堂……

"只要能治好她的病，我愿意出千亩良田作为报酬。"崔先生用恳切的语气对我说。

我只能安慰他我会尽力。跟着崔先生进了里屋后，我看到了患者崔夫人。

崔夫人非常瘦，瘦得让人触目惊心。我首先查看了一下崔夫人的病是否还有希望救治。通过位于脚背上的冲阳穴可以诊出胃的状况，若在冲阳穴无法诊出脉象，就意味着凶多吉少了。万幸的是，崔夫人虽然很瘦弱，但是还能诊出脉象，她仍有治愈的希望。

给崔夫人诊断之后，我发现她患上的是恶性贫血。灸是治疗此病较为有效的方法。施灸可以大大提高人体的造血功能，每天施灸，快则可以在一个月左右恢复正常状态。

为了均衡全身的气血，我选择了曲池穴、足三里穴和中脘穴施灸。之后又在巨阙穴、肺俞穴、肝俞穴、肾俞穴施灸，以提高五脏的功能。此外，女人的病根多在子宫，所以选择了可以让子宫变得更加健康的三阴交穴、中极穴和水道穴施灸。针对腹泻、肠出血的症状，在大肠之气汇聚的大肠俞穴上进行了针灸治疗。

第二天，崔夫人的腹泻停止了，烧也退了。三天后，她不仅恢复了食欲，而且记忆力也得到了恢复。以前只能喝粥，现在可以吃米饭了。以前只能整天躺着，现在开始可以做轻微的活动了。崔家的气氛也顿时活跃了起来。这个小事也立即成了村里的头条新闻，患者慕名而来，崔家的厢房也更加热闹了。

我本来打算只住一晚，但为了给崔夫人治病，多逗留了三天，再给"汹涌"而来的村民治病又多花了两天时间，无奈之下，我只能偷偷从村庄溜了出来。

后来听说崔先生因为自己没有信守承诺给我千亩良田而羞愧不已，直骂自己是该死的家伙。我哑然一笑，要是按承诺全部收取报酬的话，我早就成富翁了。治病救人才是医者的天性啊！

5.针灸是止血的好方法之一

这是我在给南边小岛上的居民们进行免费治疗时发生的事情。在去往关梅岛的船上，我看到一个女的呕吐得非常厉害，看起来十分难受。起初我还以为她只是晕船，但仔细一看，这是怀孕呕吐症状。

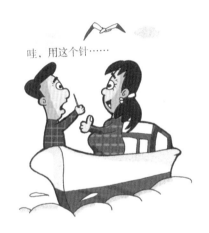

哇，用这个针……

看着她这么难受，我有些于心不忍。我向她走了过去，并自我介绍说，我是个针灸师，可以帮她施灸，呕吐就能够停止。但是，那位女士马上摇手拒绝，说孕妇做针灸会出大事的。

听到这话，我非常失望。她对针灸实在是一无所知，固执地相信针灸很可怕、会出大事、会很痛的谣言。若针灸真的像谣言说得这么可怕，这样的医术怎么可能会延传几千年呢！几千年的历史可以证明针灸是一种安全、有效的医术。

孕妇有很多禁忌，就算是生病，因为担心副作用，连药也没法放心吃，只能自己煎熬下去。对这样的孕妇来说，能够减轻痛苦的针灸就是上天赐予的礼物。

我对那个年轻女士解释了很多。

听完我的讲解之后，她犹豫了一下，也许是呕吐令她太痛苦了，终于，她允许我给她治疗了。

我在年轻女士的巨阙穴上施灸，选用半颗米粒大小的艾炷，她感到非常舒服。

"呕吐真的消失了。"年轻女士开心地说道。

围观的人们也发出了啧啧的赞叹声。

不知是不是因为这件事情，我一下船，刚刚到住处还没来得及解开行囊，就有患者找上门来了。一位老人捂着右边的耳朵第一个来到了我的住处。老人感冒后得了中耳炎，一直流着脓水。我在老人两侧耳朵后的翳风穴上深深地扎了一针。20多分钟后，我拔掉针，看了一下老人的耳朵，里面的脓水已经开始干了。老人感觉耳朵不疼了，就急忙转身回家。我叫住老人，想要告诉他在家里也可以做的灸疗。但是，老人急忙迈出门槛后对我说："真是来了位神医啊！我得马上把我的老伴儿叫过来。"

老人刚出门，就进来了一位老奶奶。老奶奶一直在咳嗽，背上还背着早已熟睡并流着口水的孙子。老奶奶说嗓子很痒，总是想咳嗽。

我把老奶奶的耳朵稍微往上揪了一下，老奶奶马上停止了咳嗽。我手一松开，咳嗽又开始了。再往上揪就会停止，放开就会咳嗽。老奶奶对我说："医生真的是奇人啊！光抓一下耳朵也能让人停止咳嗽。"

肺和支气管没有任何异常，咳嗽的原因在于喉头，嗓子很痒，一直咳嗽时，在耳朵后侧的翳风穴和颚下的廉泉穴施灸，会立即见效。我怕老奶奶的咳嗽过一段时间后会复发，所以我告诉她只要往上揪一下耳朵，就会给治干咳的特效穴——翳风穴刺激，可以缓解症状。

之后，我又帮老奶奶的孙子治疗一直流口水的症状，在小孩子的嘴两侧的地仓穴和最下侧的承浆穴扎了针。小孩子睡得很香，扎针时只是微微颤了一下，没有被惊醒。扎完针后，小孩子嘴边的口水立即干了，没有再流出来。

快到晚饭时间时，有一位大婶坐着手推车来到了我的住处，这位大婶的子宫出血无法止住，已经快要昏迷了。小岛上出现急症患者确实是一件大事，这里离陆地的大医院很远，交通也不方便，去医院的途中患者就有可能丢掉性命。

推着手推车把大婶送过来的大叔看起来十分着急，周围围观的人群也开始紧张起来。人们都不知道针灸还有止血的功能，大叔只是情急之下，带着侥幸的心理把大婶送了过来，其实他不知道自己此举是非常明智的。

灸可以立即为女人止住子宫出血。只要在大敦穴上施灸，再严重的出血也会得到缓解。我施灸没过几分钟，大婶的血就止住了，人也渐渐清醒过来。周围的人都感到非常神奇，通过简单的灸疗就能治愈一个急症患者，确实是一件非常神奇的事情。

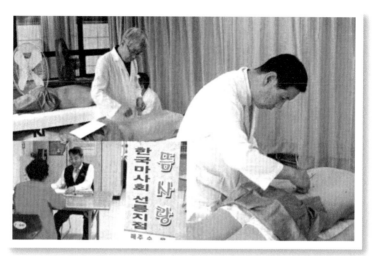

KBS 总部的针灸服务室（随着针灸被越来越多的大众所接受，在检察院、国会等办公厅也纷纷成立了针灸服务室）

要是所有人都能认识到灸疗对止血有奇效，那该是一件多么庆幸的事情啊！灸疗不光能止血，连出血的根本病因也可以同时得到治疗。

例如，因痔疮出血时，在百会穴上施灸，出血症状就会得到缓解。如果直肠出血症状严重，大便的时候只要一使劲就会导致大量出血，这时在百会穴上施灸也可以达到止血的目的。痔疮或直肠出血的复发率很高，很难根治，对于这种疾病较为有效的治疗方法就是灸疗。治疗时间因人而异，短则一个月，长则需要三四个月持续施灸。

忙碌的一天终于过去了，就在我刚要准备睡觉的时候，一个五岁大的女孩被人背了进来。小女孩得了感冒，正发高烧，而且还在不时地说胡话。灸在退烧方面也有奇效。只要在背上的风门穴施灸，就可达到退烧的目的。我给小女孩施灸后果然退了烧，脸色也明显好转起来。小孩子甜美的笑容让我忘记了当天的辛劳。

我在小岛访问治疗结束后的归途上也碰见了一个患者。坐在巴士后排的一个中学生突然流起了鼻血。一般人在流鼻血时的第一反应就是把头往后仰，认为这是止住鼻血的最佳方法。事实上，针灸可以有效地止住鼻血。我扎完针后，这个孩子的鼻血立即止住了。其他的乘客都感到非常惊奇。

6. 磨牙、打鼾、淋病，针灸也有办法

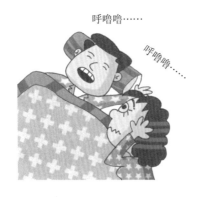

呼噜噜……

呼噜噜……

"睡觉时磨牙能通过针灸治疗吗？"

附近一家茶餐厅的老板娘这么问我，她即将结婚的女儿有磨牙的习惯，所以特别担心她在新婚之夜因为磨牙被赶出来。

民间有种偏方说磨牙时用力打耳光就可以治好。

实际上，这种方法有一定的道理。睡觉时磨牙是由于连接上牙床和下牙床的部位痉挛造成的，所以，需要给这个部位强烈的刺激，针灸治疗也是根据这个原理，用针刺调节神经，从根本上治疗病症。

治疗磨牙是以舒缓痉挛部位为出发点的，这个部位就是耳前的下关穴，如果在下关穴扎针的话，磨牙可以得到治疗。

下关穴也是治打鼾的特效穴。我们仔细分析过打鼾的人，发现他们都是张着嘴睡觉的，平躺时鼾声更加剧烈，侧躺鼾声会变小，甚至没有。

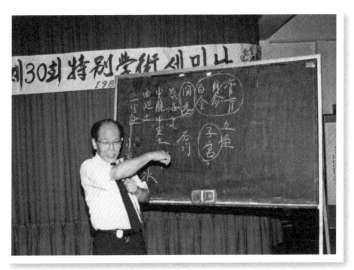

1980 年第 30 届特别学术会议

这是因为张嘴睡觉容易造成鼻塞，鼻塞后只能用嘴喘气，这样就诱发了打鼾。所以，治疗打鼾首先要治疗颞下颌关节。随着年龄的增大，颞下颌关节变得脆弱，睡觉时会张得更大。疲劳时，年轻的人也会因为颞下颌关节变松而打鼾。

下关是强化颞下颌关节的首要穴位。下关连接着上颚和下颚，因此，在下关扎针时需要扎深一些，达到酸痛的感觉，这样才能充分刺激到关节内部。

打鼾的人中也有一部分是因为鼻子的问题。这时在下关穴扎针的同时，需要在前额中间偏上的上星穴和两眉之间的印堂穴扎针。上星穴和印堂穴是治疗鼻部疾病和头痛的最佳穴位。

针灸的奇效还有很多。有一次，曾经做过拳击解说的 L 出差回来后匆忙找到了我，问我淋病出脓有什么治疗的方法。他出差时在外面胡来染上了病，不敢回家见夫人，找了借口先到我这儿治疗。他只有一天时间治疗，时间长了怕夫人怀疑，所以他苦苦哀求我："医生，做一次针灸能解决问题吗？"

"无论多么神通的医术也无法阻挡老天的惩罚，不是吗？"我对他这种行为非常不满。

事实上，这种急性淋病是可以通过针灸治疗的，但是我实在不愿意帮助因为做坏事而遭报应的 L。

L 看出了我的心思，不断向我发誓以后再也不做这样的事了，苦苦哀求我务必要帮他这一次。

"别求我，去求你的夫人，看她是否会原谅你！"

听了我的话，L 急得眼泪快掉下来了。

"求求您了，如果因为这事求夫人的话，这一辈子都要求她了，我们很可能因此离婚的，求求您了！"

我叹了口气，如果因为这个，好好的一个家庭散了，是我最不愿意看到的事情。我最终答应了他的请求，给他做了针灸，我在他小腿内侧的三阴交穴一寸下方的部位做了黄豆粒那么大的灸疗后，不断冒出的脓水就止住了，L 再三表示感谢后回家了。

7. 小孩子也能扎针吗

1963年秋，我从江原道乘火车回首尔。坐在我对面的是一位母亲，正在给孩子喂奶。

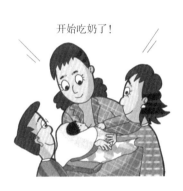

开始吃奶了！

突然，母亲一声惊叫，并狠狠地打了孩子一耳光。孩子疼得哇哇大哭，母亲也揉着胸部抹眼泪。车厢顿时被孩子的哭声打破了沉静，我同情地望着坐在对面眼泪汪汪的母亲。

吃奶咬了乳头并挨了狠狠的耳光，孩子疼，母亲也受了惊吓。

观察了一下，我觉得这是因为孩子嘴里的溃疡所致。嘴里的溃疡疼痛不能吮吸奶水才会咬乳头。年轻的母亲不知道这一点，才动怒于孩子。

看到这种情景，我建议孩子的母亲给孩子做个针灸。

"您知道吗？孩子是因为嘴里的溃疡而无法吮吸奶水。针灸可以止住溃疡的疼痛，能够让他喝奶，怎么样？可以给孩子做针灸吗？"

我的话吸引了周围人的视线，孩子的母亲却显得有些不信任我。

"我也正因为孩子不喝奶，闹个不停，担心孩子是不是出了什么大问题呢！但是，这么小的孩子也可以扎针吗？"

"当然，您以为只有上了岁数的老人才可以扎针吗？"

针是激发身体自愈能力的工具，自愈能力旺盛的小孩子，其针效当然要比老人强。

"在医院打针，可能要用比这更粗的针头，还有什么可担心的啊？"

我摸了摸一直在妈妈怀里哭个不停的孩子的手，又问了一遍："三针就可以了，扎完针后看看孩子是不是马上会吸奶，怎么样？"

母亲还是有些犹豫不决。

我从座位上拿出装针的箱子，给母亲看了看我将使用的细针。

"这种针扎的时候是不疼的。你看，是不是细得连注射针都没法相比呢？如同松毛的针尖不会刺进肉里，而是慢慢挤进皮肤里，所以不会疼的。你可以来试一下。"

我在她的手腕处扎了一下，并问她的感受，母亲有些疑惑地问："针已经扎进去了吗？"看了看自己的手腕，她立刻把孩子给了我。

婴儿口腔溃疡的原因是胃的阴液不足。这时在足阳明胃经上选择离嘴比较近的地仓穴下针，可以止住溃疡的疼痛，同时可以调节胃阴液不足的病根。如果在嘴唇下方凹进去的承浆穴下针，可以增加胃阴液的活力。如此调整胃的均衡，可以快速缓解溃疡引起的疼痛。

扎完针 5 分钟后，我让孩子的母亲试着喂奶，在这么多人的注视下，母亲不好意思地转过身子给孩子喂奶，而还没拔针的孩子立刻开始吸奶，不再哭闹了。

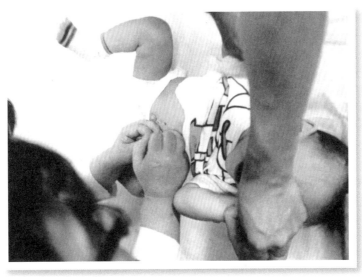

婴儿的身柱穴、中脘穴等是灸疗的常用穴位

孩子的母亲要了我的联系方式，几天后就联系我请我出诊，孩子的母亲召集了邻居的主妇们一起等着我，她们听说了火车上的事情之后觉得很神奇，也想给自己的孩子试试，所以聚到了一起。

一位夫人把一个四岁的孩子领到了我面前，我一下子就看出了孩子的眼睛不正常，是斜视。我直接问夫人："这孩子之前是不是得过严重的惊风？"

"是的，曾经吃奶的时候发过高烧，脖子僵硬，手脚痉挛，当时都以为孩子没救了。"

小儿惊风是很危险的，新生儿是纯阳体质，是在冬天脱光衣服也能玩得很好的"火球"，所以如果生病的话会烧得很厉害。小儿高烧会导致惊风，发生脑源性麻痹，或者会因眼肌麻痹而斜视。

如果孩子得了惊风要及时退烧，才能避免发生更严重的疾病。针灸是一种简单、快速的退烧手段。所以说，如果那孩子的母亲知道用针灸退烧的方法，孩子就可以避免更严重的疾病了。

退烧，只需在耳尖轻轻扎一针即可。将耳郭向前折，在耳上方形成折痕的耳尖处扎针，放出少量的血，可达到退烧的目的。在这个部位扎针，虽然会出血，但不会痛，比在指尖扎针更轻松。

我对那位夫人说："孩子得病都是您的责任啊！"

看着感到极为难堪的母亲，我又说道："孩子惊风时没有及时治疗才会患上大病，这已经是过去的事了，不提也罢。但是从现在开始，能否治愈就全在于母亲了。这个病针灸是可以治疗的，但需要的时间较长，大约需要 6 个月。所以现在就看您能不能坚持带孩子来治疗了。"

夫人说："只要能治好孩子的病，我什么都愿意做。"

之后，那位夫人每天都带孩子来治疗，但一个月后，她就开始不来了，虽然我曾多次劝夫人不要着急，但她还是觉得恢复得太慢，终于还是放弃了。

事情过去了30年，1994年秋，诊疗室来了一位带着孩子的年轻母亲，后面跟着一位大约六十岁的老妇人，老妇人高兴地向我打招呼："医生，您好！您还记得我吗？"

我仔细打量了一下那位夫人，一时记不起来她们是谁，老妇人简短地补充道："我是以前您在从江原道到首尔的火车上给孩子扎针的……"

啊，对啊，那个孩子的母亲，我恍然大悟。老妇人和我打完招呼后向我介绍了那位年轻的母亲："那时扎完针吃奶的孩子，如今已经是孩子的母亲了。"

看着这位年轻的母亲，我感慨万千，这就是岁月，孩子长大后养育孩子的岁月。那个曾经吃奶的孩子如今长大了，抱着自己的孩子来到了我这里。

年轻的母亲因为孩子生病已经折腾了两个月，在母亲那儿听说自己婴儿时扎完针痊愈的事情后，费尽周折找到了我。年轻母亲小心翼翼地问我："真的能用针灸治好斜视吗？"我没有直接回答，先查看了一下孩子。孩子的母亲用焦急的语气再次问我是否真的能够治愈，我的回答依然和以前一样："如果母亲能够坚持带着孩子来接受治疗的话，一定可以的。"

"真的吗？"

母亲激动得哭了出来，顿了一下，她继续说："为了治好病吃了不少的药，也去了不少地方，但结果还是一样。医院建议做手术，但舍不得把这么小的孩子送上手术台，所以一直很犹豫。您说不做手术也能治好，这真是件大喜事啊！真的非常感谢您！"

斜视是因为移动眼球的神经出现了问题，首先治疗眼疾，其次还要治疗主管眼睛的肝，所以治疗调节肝功能的肝俞穴和控制肝元气的太冲穴特别重要。为了调节全身气血的均衡，我在孩子的曲池穴、足三里穴和中脘穴扎针后施灸。

通过刺激两侧眼角的瞳子髎穴、两眉内侧的攒竹穴，可以直接治疗发病部位。通过刺激眼角的睛明穴，疏通眼部的气血，从而达到舒缓神经的目的。

治疗对脸部疾病有特效的合谷穴，可以降低眼周围经络的热度。刺激后脑骨下方的风池穴、天柱穴，可以调理上升的气血。刺激头部的百会穴，可以治理下降的气血，使僵硬的筋脉得到舒缓。

5个月后，那个孩子的眼睛恢复了正常。如果通过手术治疗斜视，是有风险的，还有可能留下严重的后遗症。如今通过针灸治疗消除了这一隐患，这是一件多么幸运的事情啊！

小儿惊风

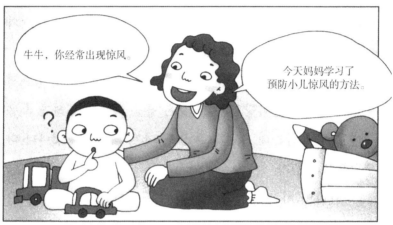

惊风

惊风是小儿时期常见的全身痉挛，也叫惊厥、抽风。

小儿因大脑仍处于发育阶段，调节功能尚未成熟，对各种变化的适应能力较差，易引起痉挛。该病通常以发烧为诱因，因脑组织等感染或疾病末期而发作。属于神经症者可出现过度兴奋等症状。发作时为避免小儿咬伤舌头，应令其用牙齿咬住毛巾，并及时采取应急措施。

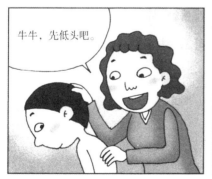

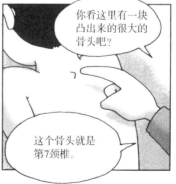

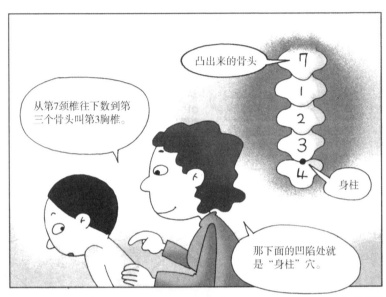

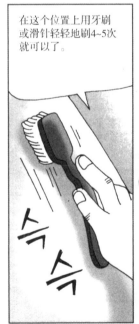

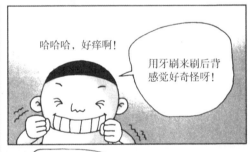

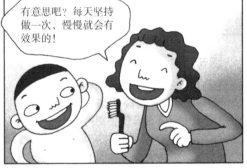

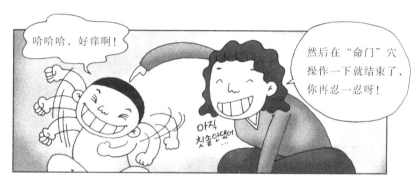

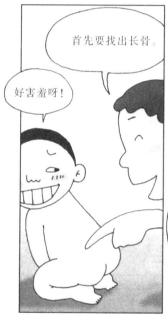

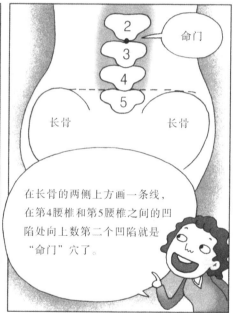

命门

命门是指生命之门。

此穴位于两个肾俞穴连线的中点处，是人的生命上的重要门户，肾是人体的根本，因此称为命门。

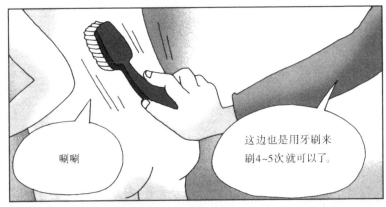

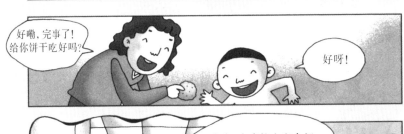

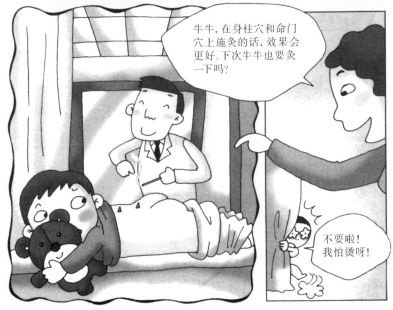

8.针灸帮你上重点大学

"有没有能提高学习成绩的灸呢？"带儿子来治疗蓄脓症（慢性鼻窦炎）的 J 妈妈这样问我。

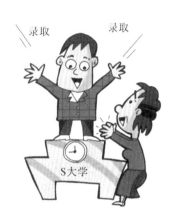

其实，常常有母亲问我这样的问题。

"到现在您还不知道吗？"

我的表情变得严肃起来，而 J 妈妈只是一无所知地摇摇头。

J 在小学时是成绩拔尖的优等生，而上了初中后成绩却不是很理想。当然，身患蓄脓症肯定会影响学习。

患有蓄脓症会出现鼻子不通气和头晕等症状，并会直接导致注意力下降。

蓄脓症是鼻子的疾病，但鼻子是肺的末梢，所以要同时治疗鼻子和肺才能完全治愈蓄脓症。

蓄脓症的根源是感冒，所以通过肺俞穴和膏肓穴治理肺，通过气海穴调节原气，通过关元穴使小肠充分吸收营养，通过曲池穴、足三里穴、中脘穴来调节全身的气血。全身气血均衡，可以增强内脏的功能和体力。此外，在头部的百会穴扎针，可以促进血液循环。

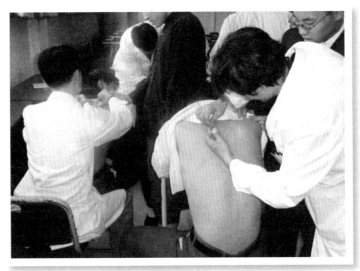

受首尔市教育局的邀请，以中学生为对象进行针灸服务

为了治疗J的鼻疾，我首先在他的两眉之间的印堂穴上扎了一针。蓄脓症患者，鼻中隔积蓄了大量的脓水，所以还需要在充满脓水的鼻中隔上扎针。最后，在鼻梁两侧的迎香穴上各扎了一针。

扎针还不到5分钟，J就说鼻子已经畅通了。J的母亲一直在旁边看着，赞叹针灸神奇的同时，拜托我用针灸来提高他的学习能力。

连即将死去的人都可以用针灸救活，提高学习能力又有什么难的呢？只要提高理解力、记忆力，学习自然就会好。理解力和记忆力与集中力有关。通过百会穴促进脑部血液循环，能够提高集中力，自然也会对理解力和记忆力有所帮助。

我用针灸已经帮助了许多孩子提高学习成绩，考入了理想中的大学。每当发布大学入学考试成绩时，我都会接到很多感谢电话。这些电话都是因为孩子考上大学而高兴的母亲们打来的，大家都说："针灸是帮助孩子上大学的法宝啊！"

许多人认为小孩子不能随便做针灸，事实上并非如此。以前使用的针比现在的要粗一些，再加上消毒方法也没有现在发达，所以在小孩娇嫩的皮肤上扎针容易在针灸处留下炎症。但是针灸发展到今天，已经有了很大的进步，使用的针更细，技术更完善。

我的孩子、孙子们，从出生开始就接受我的针灸，我最大的孙子出生第二天就做了灸疗，一直到现在连感冒也没得过。

在婴儿的身柱穴施灸，可以让他吃好、玩好、睡好，健康地成长。脖子后面的身柱穴是身体的支柱。只要把新生儿的基础支柱立好，基本上所有的问题都能迎刃而解。特别是孩子晚上吵闹不睡觉，只要在身柱穴上灸几次，孩子往往能安稳入睡。为此事而苦恼的年轻父母可以试试。

腹泻时在中脘穴施灸效果最佳。婴儿发高烧全身滚烫时，在身柱穴上灸几次，体温往往能很快降下来。

对十岁左右的小孩来说，中脘穴、肺俞穴和百会穴是要穴。中脘穴是增进食欲和促进消化功能的穴位，因为它是八会穴中的腑会，所以它也是治疗六腑病症的有效穴位。肺俞穴作为控制肺气的万病根源之穴，可以有效防治感冒。头部的百会穴是清脑聪慧的穴位。

小孩需要的针位、灸位要比大人少得多。这是因为和大人相比，小孩的新生身体接受针和灸的效果又快又好。所以如果不是身患疾病的孩子，坚持在上述几个穴位施灸，会有很大的好处。

我会把所有的穴位都指给带孩子一起来的父母，告诉他们坚持做灸疗会使孩子健康。儿时的健康是一生健康的基础和财富。

9. 曾经僵硬的"漂亮的手"可以猜拳了

虽然逃过了心肌梗死的生死关，用针灸重新找回了健康，但是我没有能继续经营针灸诊所，我与死亡抗争的期间，恢复针灸诊所再次成了泡影。

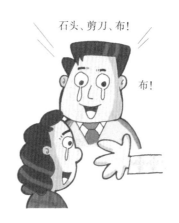

那时，我有些绝望，甚至有过再也不碰针的想法，但想断绝与针灸的缘分并不是那么简单的事。我对针灸事业的热爱胜过了一切。于是，我下定了决心，无论针灸诊所是否能恢复，我都会为医疗事业奉献终身。

免费给小孩子治病也是那时的事情。我从1980年开始，每周四免费为生病的孩子治疗，一直坚持了10年。

五岁的征儿是在那个时候认识的。征儿的妈妈每周四带他来我这里都已经一年了。征儿因为脑源性麻痹而不能自如地行动，他妈妈第一次带他来的时候显得非常绝望。其实，绝望的不止征儿母亲一个，周四带孩子来看病的母亲都是在绝望中寻找希望的。

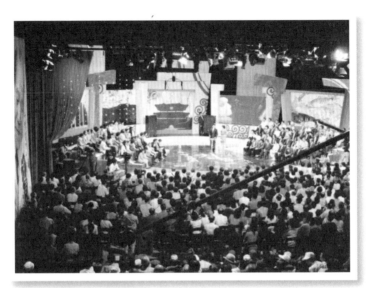

KBS 一套节目《灸堂金南洙老师的针灸故事》公开录制现场（全国各地有一千多人前来旁听）

那些带孩子来看病的母亲，都不愿将生病的孩子丢下，她们宁可付出一切换回孩子的健康。和母亲们献出的爱相比，我能做的简直不值一提。

包括脑源性麻痹在内的先天性身体疾病和精神疾病，是因为脑的问题形成的，有的孩子是在胎儿期就有问题，但大多数都是出生后发病。高烧会使健康的孩子患上脑疾，孩子的脑源性麻痹多为高烧的后遗症。

脑源性麻痹的症状种类很多。本来身体不能自如运动的孩子，精神能力与正常孩子没区别，但结果有些孩子因身体障碍导致精神能力慢慢下降。我为那些原本聪明的孩子精神能力下降难过不已。

"征儿，进来吧！"

我一叫，征儿轻轻地拖着麻痹的腿自己走了进来。每当我把征儿抱上诊疗台时，他都会吃力地向我说声"谢谢"。

"不用谢，可以看看征儿漂亮的手吗？"

征儿的右手因麻痹而不能张开，但我们依然把这只手叫作"漂亮的手"。

我在他的左手扎了针后，让他用麻痹的右手晃动针袋来玩耍。征儿的妈妈给他饼干时要他用右手接，爸爸下班回来后也会先亲吻那只"漂亮的手"。

我前几天接到征儿爸爸的电话，电话中他非常兴奋地对我说："出'布'了，征儿出'布'了！"

我听得一头雾水，不知道是什么意思。

"昨天晚上，我和征儿猜拳，他竟然出了'布'。今天早晨起床后又跟他玩了一次，他又出'布'了。"

原来如此啊！征儿因麻痹而无法张开的手，现在居然能全部展开了，他的父母怎么可能不兴奋呢？

我接到那个电话后就开始等待星期四的到来。星期四一大早，征儿终于来了。

"征儿，用我们漂亮的手猜拳怎么样？"

征儿瞅了瞅我，又瞅了瞅站在旁边的妈妈，妈妈微微一笑，给征儿使了个眼色。

"用漂亮的手，石头、剪刀、布！"

"布！"

征儿用力地伸开手，虽然不能和正常人一样完全展开，但五个手指头都充满了力量。

"很好，你真棒！我好高兴啊！"

根据种类和症状的不同，脑源性麻痹治疗的方法有很大差别。传统医学讲究"同病异治，异病同治"。也就是说，即使同样的病也要根据症状的不同而采取不同的治疗方法；即使不同的病如果症状相同，也可以采用相同的治疗方法。要考虑患者个人的体质、状态和症状对症下药，才能得到最好的效果。

治疗脑源性麻痹时也有要穴，最重要的就是百会穴，因为百会穴是各经脉气汇聚之处。如果细细地摸摸孩子的头，就会发现有如没发育完全的凹陷处。这个凹陷处作为阿是穴，虽然不是固定的针位，但是在治病时也是很重要的穴位。

在腹部的中脘穴上进行针灸治疗，可以增进食欲，促进消化。在臂肘部的曲池穴上进行针灸治疗，可以调节身体的均衡。此外，还要在背部的肺俞穴上进行针灸治疗，因为肺火也是导致脑源性麻痹的原因之一。

在中国，通过针灸对孩子的身体和精神疾病进行治疗，收到了很好的效果。我们国家也有很多患儿的父母听说后纷纷前往中国治疗，如果我们国家能够早日建立针灸治疗制度，或许那些饱受苦痛的人们就不用如此奔波了！

10.情报部长找我做针灸

30 年前，我们国家的医院还很稀少，所以急诊室也非常少，针灸诊所有时候起到了抢救室的作用。只要有患者，无论多晚，我都会急忙赶到诊所。

那是有夜间交通限制的 1979 年，中央情报部长金部长

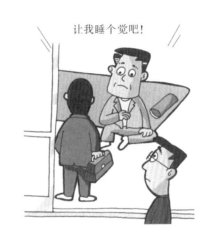

让我睡个觉吧！

在开始限行的子夜叫我去他的私宅。接我的汽车在无人的路上一刻未停，直奔他的家中。我问司机是什么事情，他回答说："只是接受了指示而已，其他的什么都不知道。"位高权重的中央情报部长在这么晚叫我这样无名的医生去的理由是什么呢？如果生病应该去好的医院才对呀！我当时觉得很奇怪。

到了金部长家，屋内只有他一人，见不到急病患者。简单的寒暄过后，金部长低声地和我说："请帮我想办法睡觉吧！"

我这才明白过来，原来找我来是为了治疗失眠症啊！估计金部长患失眠的时间不短了，否则不会这么着急找我来的。

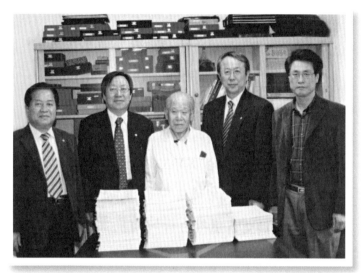

为恢复《针灸师法》进行的 10 万人签名活动，将签名纸递交给保健福利部

　　失眠症的原因虽然很多，但大部分是因为心火上升导致足厥阴肝经兴奋所引起的。所以为了降心火，我在金部长手腕内侧控制心脏元气的神门穴和前胸部聚集心气的巨阙穴扎了针。肝经的兴奋点在脚部第一和第二个脚趾之间，所以要在行间穴和促进头部血液循环的百会穴进行针灸治疗。

　　金部长的失眠症是由多种原因引起的。金部长日理万机，用脑过度，加上患有严重的慢性肝炎，造成身体无法排毒，皮肤瘙痒并形成肝斑，最终导致失眠。

　　病症的原因找到了，需要对肝进行治疗。为了调理肝功能，我选择了太冲穴、气门穴和肝俞穴进行针灸治疗。肝俞穴对失眠症有特效。

　　为了调节肾功能，使其顺利排出毒素，我对小腿内侧的筑宾穴进行针灸治疗。因为皮肤受肺和大肠的影响，所以利用肺俞穴和肩髃穴治疗痒痛症。此外，我还选择了膝盖内侧上端的血海穴，调理肝血，只有使血液净化才能治疗皮肤病。如果想使肝功能恢复正常，脾胃的功能特别重要，所以我在聚集胃气的中脘穴及两边的梁门穴上也下了针。

在我做针灸的同时，金部长睡着了。治疗结束后，我把针收拾好，从他家出来了。

金部长第二天又找我了，非常高兴地说："能睡着了！像获得了重生一样。"

"之前虽然吃了不少药，也看过有名的医生，但是并没有治好，所以抱着试试看的想法接受了针灸治疗，没想到这么容易就好了……早知道这样，就不用受那么多的苦，直接针灸就好了，拜托您继续给我治疗吧！"

金部长每当失眠的时候就在医院抓药吃，本来他的肝就不好，再吃安定剂和安眠药这样刺激的药物，使病情更加恶化。

针灸见效之后，有一段时间我每天晚上都去金部长家治病，因此我们的关系变得很密切，当他听我说针灸在韩国可能会灭绝时，他显得非常难受。

我对金部长讲述了我一直想尽办法恢复针灸师制度，却屡屡失败的事情后，他连声叹息。

最后，金部长答应我与朴正熙总统谈谈此事，还和我约定10月30日带我与朴总统会面细谈。

恢复针灸师制度和针灸法的事似乎有了希望，我数着手指等待与总统会面的日子，但是……

1979 年 10 月 26 日，不知何种原因，金部长向朴正熙总统开了枪。当我听到新闻时，我甚至不知道是做梦还是现实。

就这样，随着金部长的枪击事件和朴正熙总统的死亡，针灸师制度又成了泡影。

11. 针灸也可用于急救

针灸也可用于急救。紧急治疗时，吃药很难立刻达到治疗效果，而且在紧急情况时很难准备好足够的药。

以前，出现紧急情况时，针用热水或火消毒后即可使用。现在使用的针是不锈钢合金制作的一次性无菌针灸针，更卫生也更安全。

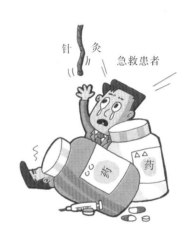

针 灸　急救患者

再也没有比针灸针更简单的医疗器械了，所以我一般都会携带针灸针，以备急用。

灸也一样，只要有施灸用的罐和香，还有一个打火机就可以了。装有针盒、灸具和酒精棉的小急救盒，小得足以放到衣服的口袋里。

2001年6月，我与平壤民族服饰团结下了不解之缘。当时我乘飞机到平壤，下飞机时发生了一件事。一位旅客被同行的几个人搀扶出来，脸色苍白，吐得很厉害，以致全身无力。

我不忍心看她难受的样子，一上汽车我就问她是否要接受针灸治疗。她难受得连说话的力气都没有，只是点了点头。于是，我在她两边的合谷穴扎了针。过了一会儿，她便能和同行的人聊天了。后来，得知她是民族服饰团的女模特，平时也会经常晕倒。经常晕倒的人不适合乘坐飞机、火车、出租车、船等，即使之前吃了药，还是会呕吐、晕倒。因此，预防晕车、晕船最好的方法是在百会穴施灸。

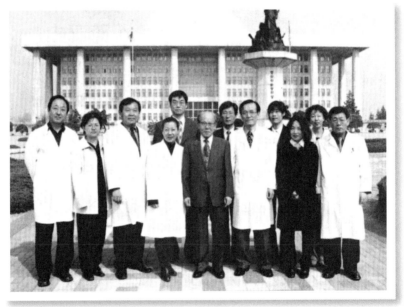

在国会，与国会议员一起

　　因为是在机场，不太方便拿出施灸的器具，所以我只给她做了针刺治疗。结果她在汽车上一点没晕，安全到达目的地。我因此而名声大震，在平壤期间做了民族服饰团的主治医师。

我当时是为了发展针灸学而去平壤了解针灸现状以及探索交流之路的，没想到却意外做了主治医师。刚到团里的宿舍不久，我就被叫了过去。团里的一位女领导因感冒难受，体温高达39℃，不停地咳嗽，流鼻涕，无法工作。

　　我在她的风门穴和肺俞穴施灸。风门穴好比风进入人体内的门，在治理风邪间接引起的感冒时非常重要。此外，我在能起到降温作用的大椎穴、腹部的上脘穴、主管皮肤的外关穴下了针。从很早以前开始，外关穴就被视为治疗感冒和伤寒的主要穴位。同时，为了止咳，我还在天突穴和廉泉穴下了针。过了一会儿，女领导的高烧退了，身体也轻松了很多。

　　有一天，民族服饰团的模特领队主动来找我，她因为有时候腰疼，腿也不听使唤，连走路都困难，所以活动也没有办法参加。她知道我是针灸师，所以来请我帮忙。

　　腰疼多因肾虚引起，因为肾虚会造成骨骼无力。肾俞穴可以调理肾精并加固脊椎骨。

　　为了判断病因，我从腰椎开始渐渐往下按了下去。在按的过程中，患者突然疼得叫出声来，疼痛是因为腰椎僵硬引起的。我在最疼的部位及其上下两个穴位做了针灸治疗。同时，在脚踝后边的昆仑穴和腘窝处的委中穴下针，疏通堵塞的经络，促进血液流通，同时消除病症。

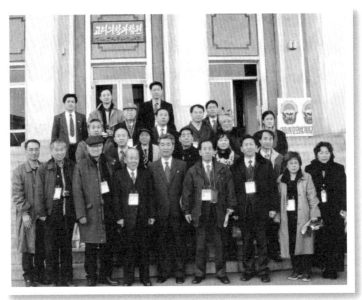

2004 年 2 月第一次参加统一针灸学研讨会时在平壤高级医学院门口留影

在腰下两侧的腰眼处抚摸，在痛处有手指粗的筋络来回移动，我在筋络最粗的地方施灸。再次从后背的脊椎骨向两侧抚摸，也发现了疼痛的部位，这需要在阿是穴上用长针深扎下去，以便针感达到腿部以下。

为了增加骨与骨之间筋络和肌肉的气血，需要在聚集筋脉正气的阳陵泉穴扎针并施灸。控制腰部肌肉的是腹直肌，需要在肚脐两边的天枢穴和下方的大巨穴下针。

腰疼不只是腰的问题，还和全身的气血有关系，所以要进行无极保养灸。曲池穴、足三里穴、中脘穴可以均衡全身的气血；肚脐下方的气海穴和关元穴可以增加元气，促进肾精生成，消除病根；百会穴可以促进气血流通；肺俞穴和膏肓穴可以吸取净气。

进行针灸治疗之后，她能站起来走动了，针灸一次就缓解了她的病痛，她觉得特别神奇。

消息传开后，来找我的患者也渐渐多了起来。团里的化妆师李小姐因为右臂不听使唤找到了我，担任如此重任的人不能抬胳膊，可不是一件小事。

我先给她做了无极保养灸。然后在大椎穴、右胳膊的肩井穴、天宗穴和臂臑穴扎了针，以放松肩膀的肌肉。然后又用长针向下刺入肩膀凹陷处的肩髃穴。

李小姐的不适立即缓解了，到现在胳膊也没有任何异常。由此可见，对突发的病症，针灸发挥了相当大的作用。

访问朝鲜期间，我与记者一起去妙香山，遇到了一位突发疾病者。在野外吃饭时，一个人突然发高烧，呕吐不止，肚子疼痛，并感觉浑身发冷。虽然扎针时患者最好平躺着，但当时在野外，条件有限，我只能让他坐到了大石头上。

治疗腹痛，需要调理消化功能。因此，我首先在合谷穴扎了针。然后在可以止泻的梁丘穴也扎了针，不一会儿他就慢慢好起来了。

呕吐后需要好好调理胃，才能祛除寒气。我让他将上衣稍稍挽了起来，然后进行了调理胃的治疗。在膈俞穴扎针，至阳穴施灸。同时，在中脘穴和巨阙穴施灸。治疗结束后，他觉得舒服了很多，能站起来走动。

只要带着针灸的器具，随时都可能用上。所以说，针疗是移动的医院，灸疗是综合治疗仪。除了细菌性疾病和需要手术治疗的疾病外，针灸的适应证也很广泛。

　　针灸还可以止血。我认为像120这样的急救员，也应该学习针灸止血的方法，以应对紧急情况。针灸对登山爱好者来说，也是必需的。在划伤脚、腰受伤或者受到其他伤害时，针和灸有很大的用处。被蜜蜂蜇到或被野兽咬伤而中毒的时候，在伤处做针灸可以解毒。如果因为不知道这么好的办法不能自救而丧命的话多不值得，所以我告诫登山爱好者一定要带上针灸器具。

　　用针灸急救的方法，一般人很容易就能学会。即使只学会十几种紧急情况下的应对方法，到急诊室抢救的患者就会少很多了。当然，想要运用针灸治疗重病，还需要长时间的学习。

12. 治疗烧伤的针法很简单

2003 年 1 月 2 日，新年刚刚到
来，有位烧伤的患者找到了我。K 君
满脸水疱，头发也几乎烧光了，只剩
下后脑勺的一点儿。他在附近工厂和
同事一起用木头点火，对面的同事觉
得火太小就浇上了助燃剂。浇助燃剂
的同事没事，K 君却被风吹过来的火
严重烧伤。

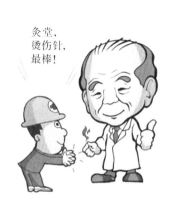

灸堂，
烫伤针，
最棒！

K 君被匆忙送去了医院，医院诊断为 2 级烧伤，需要移植烧
伤的皮肤。当时伤处的火气和钻心的疼痛怎么都无法消除，他觉
得受伤的脸无法复原了。

正当他万分气馁的时候，一个同事提出了建议："听说针灸可
以治疗烧伤，在电视中也看到过，不如去试试看。"

K 君算是找对了地方，我开始给他进行治疗。

治疗烧伤的针法很简单，只要在烧伤的部位扎针就可以了。
烧伤是外伤，阿是穴特别重要。受伤部位的阿是穴可以祛除火气
和痛症，是皮肤组织快速复原的关键穴位。

为了增强治疗效果，我又在几处穴位扎了针。

风门穴是祛火的主要穴位，所以我为了祛除烧伤的火气，在风门穴扎了针。

只有调理主管皮肤的肺，才能彻底治疗皮肤的伤，所以我利用肺俞穴恢复被火烧伤的皮肤组织。

小腿内侧的筑宾穴是解毒的特效穴，能化解胎毒、梅毒等，所以我在筑宾穴下针，以化解火伤感染形成的毒素。

被火烧伤处因为血液堆积，白细胞聚集而出脓水，所以在可以消除瘀血的血海穴下了针。这样做可以调节血液和白细胞，还可以防止病菌感染，不会在伤处留下疤痕。

手腕上方的外关穴，是关系着身体外表，同时可以祛除病痛的麻醉穴。所以，在外关穴扎针，可以祛除病痛，并有助于皮肤快速恢复。

扎完针 2~3 分钟后，K 君被烧伤的脸部开始排出脓水。20 分钟后，脓水排尽。又过了 10 分钟，我将他脸上的针拔出。

K 君惊喜地说："既疼痛又火辣的感觉终于消失了，太神奇了！"

我告诉他，再经过三四次的治疗就可以了。

他又问我："医院说要进行皮肤移植手术，这该怎么办？"

我告诉他，不必担心那样的事情，针灸对治疗烧伤非常有效。

K 君第二天来时显得更加的安心，他说烧伤后因为疼痛一直无法入睡，前一天做完针灸终于睡了个好觉。那天他接受了30~40分钟的针灸治疗后离开了。第四天再来的时候，他的脸上布满了痂。烧得那么严重的脸这么快就愈合了，让他觉得不可思议。

"再过一两天，你脸上的痂就会自然地掉了，那时就会有新肉长出来了。"

"那我什么时候再来啊？"

"不用再来了，过段时间痂自然脱落，你就痊愈了。"

虽然告诉他不必再来了，过了几天他还是来了，说是想给我看看痊愈的脸，以示感谢。看着他痊愈的脸，我不禁感慨针灸的奇效。

我第一次见证针灸治疗烧伤的效果是在 1986 年 1 月。那天出诊的我刚刚回到家，就看到了可怕的一幕，妻子的脸部和胸部被严重烧伤。那天，孩子们有事都出去了，妻子一人在家忍受着疼痛的煎熬。

妻子满脸水疱，胸部的衣服和肉都粘到了一起。她用手指了指脸上和身上的针灸针，我明白了她的意思，原来妻子自己给自己扎针了，我立即给她调整针位并做针灸治疗。

10 分钟后，妻子的喘声渐小，疼痛也渐小了。她和我说了烧伤的经过。

"因为煤炉上烧的水开了，我想去关火，谁知不小心滑倒了，碰倒了烧水的锅，锅中的开水……"

家中没人，再加上自己胡思乱想，妻子曾经感到绝望。这时她想起我说过针灸可以治疗烧伤、烫伤，就找出针盒，开始自己在烫伤处扎起了针，正好这时我回来了。

虽然是因为没有别的办法才这么做的，但是妻子也表现出了她的勇敢。一般人不会相信针灸可以治疗烧伤，可妻子却凭着对我的信任那样做了。

事实上，那个时候我还没真正治疗过烧伤的患者。我之所以确信针灸可以治疗烧伤，仅仅是因为针灸的原理。

针不仅能排出脓水，对溃疡也很有效。胃溃疡是因为胃有炎症造成的，妇科病也是因为子宫有炎症造成的，用针灸可以治疗。耳朵发炎出脓时，用针灸也可以治疗。既然用针灸可以治疗这些炎症引起的疾病，当然也可以治疗烧伤了。

结果，我的妻子成了我的第一个烧伤患者，也成了针灸可以治疗烧伤的有利证据。

勇敢的妻子再一次相信了我，没有去医院，而是在家中接受了针灸治疗。伤势严重的妻子，第三天就开始好转了。脓水消失后，伤口开始慢慢结痂。

针灸治疗后的第六天，妻子来到了我的针灸诊所，我想让别人看看针灸治疗烧伤的效果。我让妻子在针灸诊所待了一天，大家亲眼看见后，都期盼着看到痂脱落之后妻子的模样。

第八天的时候，妻子脸上和身上的痂都脱落了。烧伤的部位长出了新肉，皮肤也长得很好，连皱纹都消失了，所有人都觉得简直无法相信。

消息传开后，妻子的朋友来了，她看到妻子消去皱纹的脸打趣道："想祛皱的话，被烫伤后用针治疗就可以了。"

妻子痊愈一个月后，又来了一位烧伤患者，是附近裁缝店的阿姨，她被烧开的牛肉汤烫伤，被人背过来的。

我揭开她的裙子一看，右腿烫伤非常严重，从大腿到脚背都起了大大的水疱，阿姨疼得身子发抖。

我先从受伤部位的阿是穴开始扎针，然后分别在风门穴、肺俞穴、筑宾穴、血海穴、外关穴扎针。

5分钟后，阿姨不再感觉疼痛了。

过了一会儿，她就睡着了。

从次日开始，阿姨受伤的部位开始愈合，一周后痂全部脱落，没有留下疤痕。

从那时起，我就开始记录烧伤的治疗案例。我准备了摄像机，并通知周边的人免费治疗烧伤。渐渐地，听到消息的烧伤患者接踵而至。有被煤气烧伤的煤气运送工，有被高压线灼伤的电工，有点煤气时被烧着的衣服烫伤的老奶奶，有吃栗子时烫伤嘴的女孩，有被洗澡水烫伤的孩子，有点火时被烫伤的主妇……每天我都忙得不可开交。结果治疗全都成功了。

我坚持记录了近四年的烧伤治疗案例，详细记录了患者的状态、烧伤的程度、烧伤的原因等，并拍摄了患者伤处痊愈的过程。搜集了足够的资料后，我找到了全世日博士。全世日博士在针灸治疗方面有独到的见解，并在美国获得了针灸师资格证。在韩国，他不仅是针灸界，而且是全医学界的权威人士。

我向全世日博士提出了一起研究的提案，他也很感兴趣，可惜他不是主攻烧伤的。因此，他向我介绍了主攻烧伤的 K 博士。我给 K 博士看了医疗记录，并详细说明了治疗方法，可惜我并没有说服他将此法用于临床试验。

虽然我曾想展示针灸学与现代医学结合的效果，但最终没有实现。即使这样，我并没有放弃，继续搜集烧伤的治疗案例。1994 年，我在世界针灸学会研讨会（国际针灸学术会议）上发表了研究资料，虽然得到了与会者的关注，但大家也只是承认了针灸可以治疗烧伤的事实而已。

从那之后，每当教医生们针法的时候，我都不会忘记告诉他们针灸可以治疗烧伤。

所以，如果不是非去医院不可的严重烧伤，大家可以试试我的方法——在烧伤部位扎几针。扎针的方法比胃痉挛时扎手指尖的方法还简单。5 分钟左右，痛症就会缓解，几天之后伤处逐渐愈合。

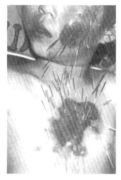

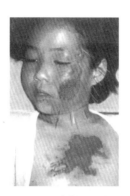

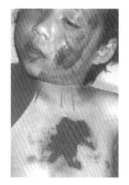

1.烧伤当天：在烧伤部位1~3cm范围内扎针30分钟以上，1小时内痛症会消失。

2.治疗第2天（17小时后）：不能故意去除损伤的皮肤。

3.治疗过程中：脓水消除后会形成痂，如果出水的话，继续治疗；不出水时，针治结束。

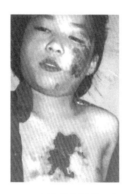

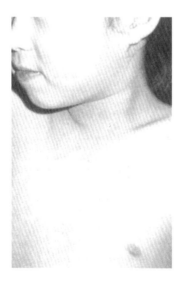

4.治疗1周后：如果抠掉痂的话，会留下疤痕或延长治愈时间，所以不能去抠。

5.治疗1个月后：毫无疤痕地完成治疗。

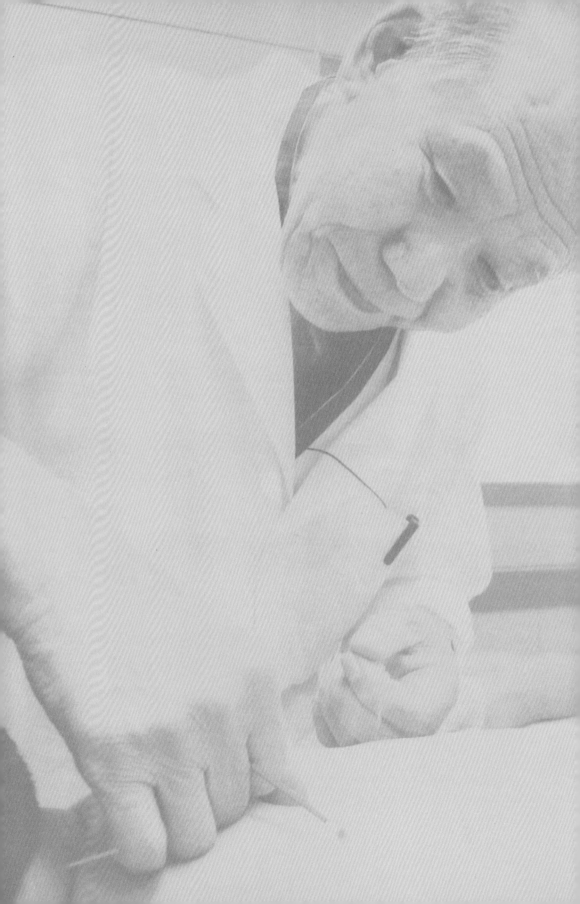

附 录
无极保养灸

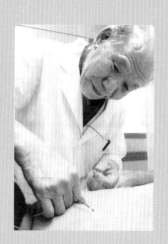

1. 什么是灸

和大多数传统医学一样，灸的历史也非常悠久，可以追溯到文明的黎明期。中国古医籍《黄帝内经》就有对灸的记载。《黄帝内经》作为一本体系化的世界性医学参考书，记载着有关针灸医学的内容，其中就有"灸"的起源：

黄帝问曰：医之治病也，一病而治各不同，皆愈，何也？

岐伯对曰：地势使然也。故东方之域，天地之所始生也。鱼盐之地，海滨傍水，其民食鱼而嗜咸，皆安其处，美其食。鱼者使人热中，盐者胜血，故其民皆黑色疏理。其病皆为痈疡，其治宜砭石。故砭石者，亦从东方来。

……

北方者，天地所闭藏之域也。其地高陵居，风寒冰冽，其民乐野处而乳食，脏寒生满病，其治宜灸焫。故灸焫者，亦从北方来。

——《素问·异法方宜论》

汉字"灸"由"久"和"火"组合而成，是烧长久的火的意思。灸的治病效果来自灼伤中生成的异种蛋白质。在皮肤上直接放艾炷后点燃，使皮肤受到轻微灼伤，体内就会生成异种蛋白质。这种异种蛋白质能够调节人体功能，并使病情得以好转。

异种蛋白质会因种类和个人的体质不同而引起打喷嚏、流鼻涕、流眼泪、长痘等多种过敏性反应，甚至会引发腹泻、呕吐、食物中毒等症状。但是，通过施灸产生的异种蛋白质可以增加体内的免疫物质，并提高人体的抵抗力。

近年来的研究结果表明，施灸后细胞的运动加快，皮肤和黏膜的伤口容易愈合，骨折的部位也会迅速恢复，还能促进血液循环，血液成分也会发生变化。血液中的红细胞指数得到提高，体内的含氧量也会增加。同时，白细胞的数量也会增加，健康的白细胞可以提高血液的免疫作用。此外，施灸后还能使激素和神经稳定，内脏的功能也会恢复正常。更神奇的是灸的镇痛效果，服用药物也很难祛除的疼痛，施灸后疼痛缓解甚至消失。

2. 灸的一般性效果

（1）活跃细胞运动

人体的最小单位是细胞。人体的皮肤、肌肉、骨头、神经、血管等都是由细胞组成的。

细胞非常小，只能用显微镜来观察，但每一个微小的细胞都具有生命，而且还能运动。疲劳或生病意味着体内生病的细胞变多。施灸能够消除疼痛，并能治疗疾病，是因为灸能够活化细胞，使迟钝的细胞更加充满活力，变得更加健康，还能把生病或死去的细胞迅速排出体外。

（2）促进血液循环

血液循环在整个体内起着至关重要的作用，血液负责把通过肺进入体内的氧气和由肠吸收的营养素输送到细胞，同时把细胞使用后剩下的废弃物和二氧化碳运输到肺和排泄器官。所以，一旦血液循环不通畅，供给和排泄也会受到影响，导致身体生病。

施灸会使血液聚集到施灸部位的周围，在此过程中，凝固的血液会自然地流动到之前未及的部位，因此，血液循环会变通畅。

（3）使血液成分发生变化

血液中有红细胞、白细胞、血小板、血浆。施灸可以改善血液成分。

男性每立方毫米的血液中，运输氧气的红细胞大概有 500 万个左右，女性有 450 万个左右，施灸可以使这些红细胞的数量增多。因此，血液中的含氧量也会增加，血液会更加新鲜。白细胞增多可以提高免疫力，减少感冒或患传染性疾病的几率。血液与空气接触就会凝固，这样的止血功能来自血小板，它在血管破裂或出血时，把出血量压到最低。施灸可以使止血功能得到明显改善。此外，施灸还能防止血液氧化。

（4）调节激素的分泌

激素是内分泌器官中生成的少量物质，具有调节人体功能的作用。激素具有生长、生殖、消化、调整小便、调整血压等多种功能。激素虽然是微量元素，但一旦缺乏或过量，就会引发人体疾病。

施灸的优点在于能调节现代医学无法解决的激素分泌问题。在激素分泌的器官或有关联的部位上施灸，自然就能够调节激素的分泌量。

（5）调节神经功能及内脏功能

神经具有反射作用，与意识性行为毫无关系，可以调节运动或内脏器官的功能。神经通过让肌肉运动来驱使身体运动，使身体能够承受外部的刺激。

施灸能调节神经功能。卧病在床的中风患者的病情能够得到好转，就是因为他的神经功能得到了改善。皮肤中分布着管理内脏器官运动的神经，在这些点上施加刺激，就能调节神经功能和内脏功能。

（6）镇痛作用

镇痛是灸的杰出效果之一，疼痛部位的神经比其他部位的神经更加紧张，施灸能够缓解神经紧张，最终消除疼痛。因为施灸能使血液循环变得通畅，使废弃物迅速排出体外，使僵硬的血管和肌肉松弛，疲劳感消失，过度紧张的神经和内脏器官也能够恢复正常。

（7）改善体质

长期坚持施灸可以从整体上改善体质，缓解头痛等慢性痛症，也可以预防感冒或其他传染性疾病，过敏性症状也会大大减少。这是因为灸能够改善人的体质。灸可以把算不上是疾病的，造成身体不舒服和难受的根源彻底消除。

（8）对茧子、瘤、鸡眼的治疗效果

皮肤的角质发生变化，会导致组织的石灰化和僵硬，最终会形成茧子、瘤或鸡眼。灸对这些角质也有治疗效果。鸡眼是很不起眼的小病，但是时间过长就会引发剧痛，也很难拔出来。但只要在鸡眼部位一次性施灸30壮以上，鸡眼过一会儿就会跟结痂一起落下。茧子、瘤、鸡眼都是石灰化的角质，所以施灸时并不会感到烫。

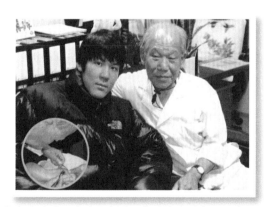

游泳明星朴泰焕选手因为鸡眼来到了我的诊所（灸可以有效治疗鸡眼）

鸡眼

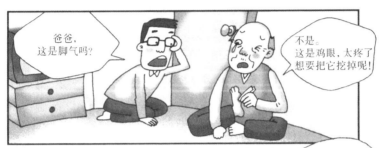

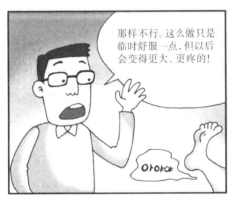

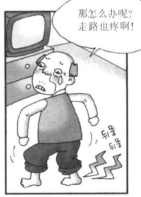

鸡眼（Corn）

鸡眼系手部（手掌、手指里侧）、足部（脚底、脚趾里侧）皮肤局部长期刺激引起的圆锥状角质增生。按之疼痛、变硬，有时可因疼痛而不能行走。穿鞋大小不适时较易发生，因此一定要穿大小合适的鞋，特别是不要压迫容易长鸡眼的地方。

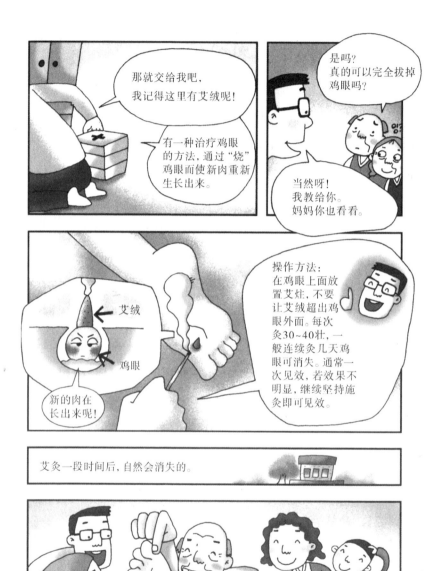

3. 无极保养灸是什么

无极保养灸是我的治疗术的核心，是我根据古代医书中记载的几乎所有的灸术，通过二十多年的临床经验加以检验后创造出来的。四十多年来对无数患者的治疗效果已经证明其功效。

之前的灸术只局限于由专门的针灸师来做，而无极保养灸人人都可以用，而且适用范围广泛。

无极保养灸不仅是治疗法，更是保养法。无极保养灸的灸位是在人体内 360 多个经穴中精挑细选出来的穴位。无极保养灸是以协调的原理创造出来的疗法。就像人与人之间的协调非常重要，经穴和经穴之间的协调也非常重要。无极保养灸结合了从古到今的各种医书里认可的各种协调性经穴。

无极保养灸是治疗慢性病的疗法，也是预防疾病的灸法。长时间施灸的话，几乎所有的疾病都会得到好转。

（1）足三里穴

足三里穴的位置：在小腿前外侧，当犊鼻下 3 寸，距胫骨前缘一横指。用力按足三里穴会感到压痛。

足三里穴是长寿穴。在日本，以长寿而闻名的万平家族中，三代里就有 6 个人超过了 100 岁。他们长寿的秘诀就是在足三里穴上施灸。

把足三里穴称为长寿穴是有根据的。人一旦上了年纪，下体的气就会流到上体。这就是为什么小孩一时也坐不住，一直都要跑来跑去，而老人们却总是下肢无力，走路都困难。

在足三里穴上施灸，流向上体的气就会回到下体，使下体重新恢复力量。同时，使气不再偏向于上体，而是在全身循环畅通，最终使身体更加健康。

足三里穴是下拉气的力度很大的穴位，所以如果没有患特殊疾病，一般不会用在孩子身上。

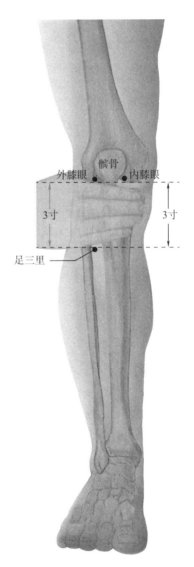

足三里的位置

（2）曲池穴

曲池穴的位置：在肘横纹外侧端，屈肘，当尺泽与肱骨外上髁连线的中点处。用力按曲池穴会感到酸痛。

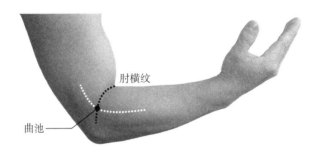

曲池的位置

论健康和长寿时总是少不了曲池穴。曲池穴是治疗高血压、糖尿病、中风等病时不可或缺的穴位。

在高血压患者的曲池穴上施灸，可以降压。偶尔有些患者血压没有恢复正常，但因高血压而产生的各种症状也会得到缓解。只要坚持施灸，糖尿病患者的病情也能够得到好转，并且还可以预防中风。除此之外，在曲池穴上施灸，会使皮肤变得更加美丽，内脏也会更加坚实。

（3）中脘穴

中脘穴的位置：在上腹部，前正中线上，当脐中上4寸。

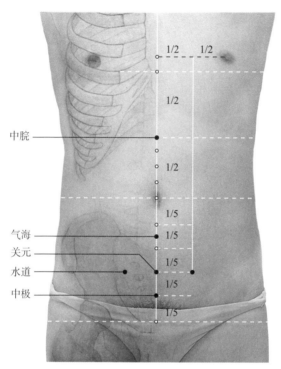

中脘、气海、关元、中极、水道的位置

从解剖学的角度来看，中脘穴位于腹部中央，是身体气血循环经络的出发穴。作为影响全身的经穴，对高血压、胃溃疡、消化不良、肚子痛、呕吐、食欲不振等病症具有特效。

（4）气海穴与关元穴（男性）

气海穴的位置：在下腹部，前正中线上，当脐中下 1.5 寸。

关元穴的位置：在下腹部，前正中线上，当脐中下 3 寸。

精是生命的根，也是实现生殖活动和生命活动的基本物质。

作为生命的源泉，精为我们维持身体、延续生命。气海穴和关元穴就是精聚集的穴位。

如字面意，气海就是气的海洋，是先天性元气聚集的部位，也是生命的根源。关元穴是形成男性之精的根本，有古话说，七八十的老人也能回春，指的就是关元穴的奇效。在气海穴和关元穴上施灸，会使人充满活力，不知疲劳，而且生殖能力和性能力也会明显得到改善。

（5）中极穴与水道穴（女性）

中极穴的位置：在下腹部，前正中线上，当脐中下4寸。

水道穴的位置：在下腹部，当脐中下3寸，距前正中线2寸。与关元穴在同一线上，位于关元穴的左右两旁。

对于女性，我们会用中极穴和水道穴来代替气海穴和关元穴。中极穴离人体内储存水液的膀胱很近，是膀胱之气聚集的地方，位于女性精的根源——子宫的上方。如字面意，水道是水液的通道，从解剖学角度上看，水道穴位于卵巢上方，是治疗女性疾病时必不可少的穴位。

（6）肺俞穴

肺俞穴的位置：在背部，第3胸椎棘突下，旁开1.5寸。即在第3胸椎棘突下与肩胛骨的棱角连线的中点处。换而言之，在脊椎的左右两侧各有一个肺俞穴。

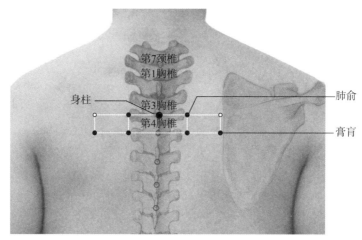

第7颈椎
第1胸椎
身柱
第3胸椎
第4胸椎
肺俞
膏肓

肺俞、膏肓的位置

肺俞穴是肺气汇聚的穴位。人一旦变老，就会经常感到后背发痒，有种凉风吹来的感觉，还会感到胸闷和僵硬，这个部位就是肺俞穴。

很多上年纪的人都曾得过肺病。因为在他们年幼时流行过肺炎，他们年轻时正是结核病最猖獗的时候。现在的年轻人当中也有很多人肺不好，多是因为空气污染所致。因此，不管是老年人还是年轻人，只要在肺俞穴上坚持施灸都会有好处。

（7）膏肓穴

膏肓穴的位置：在背部，第4胸椎棘突下，旁开3寸。

膏肓穴是同时治理心脏和肺脏的重要穴位。从前就有句话说："一旦膏肓穴上生病，就无法治愈了。"由此可见膏肓穴的重要性。古代医书《医学入门》中说，在膏肓穴上施灸能治百病，再加上在气海穴和足三里穴上施灸，治疗和保养即可同时解决。

在膏肓穴上施灸，瘦小的人会健壮起来，数十年的老毛病也会有所好转。

（8）百会穴

百会穴的位置：在头部，当前发际正中直上 5 寸，或两耳尖连线的中点处。

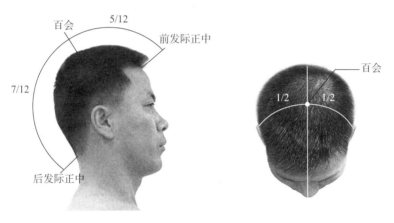

百会的位置

百会穴是督脉、足太阳膀胱经、手少阳三焦经、足少阳胆经、足厥阴肝经的交会穴。在百会穴上施灸，对精神病、痫疾、头痛等头部疾病有治疗效果，还能提高记忆力和集中力，使人变得更加聪明。因此，百会穴是对大人和小孩都非常重要的穴位。

4. 施灸的方法

艾炷必须是三年以上的艾草所制而成，只有这样治疗效果才最佳，容易点火并烧到最后，也不会那么烫。

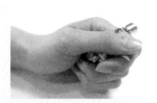

1.将适量的艾绒放在左手拇指和食指之间，把艾绒轻轻揉捏成长条。

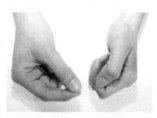

2.用右手的拇指和食指把长条艾绒弄断为半个米粒或米粒大小。

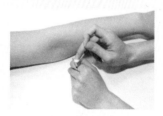

3.用中指弄湿灸环。如果没有灸环，可以用湿棉球代替。

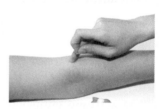

4.用弄湿的中指将相应灸位弄湿。

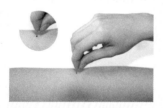

5.将弄断的艾炷放在弄湿的灸位上。

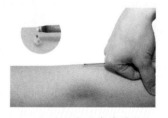

6.用燃烧的线香将艾炷顶端轻轻点燃。

艾炷烧完后需要收拾灰。这些灰用拧干的湿棉来擦，很容易被擦掉。但是，一定要注意拧干湿棉，棉上如果水分太多的话，灸位上可能会出现水疱。湿棉最好是手上不沾水，并且能感觉到湿润的程度。